Ursula Overbeck

Frühe Sekundärprophylaxe eines ischämischen Hirninfarktes

Ursula Overbeck

Frühe Sekundärprophylaxe eines ischämischen Hirninfarktes

Evaluation ihrer Effektivität mittels Impedanz-Aggregometrie

Südwestdeutscher Verlag für Hochschulschriften

Impressum / Imprint
Bibliografische Information der Deutschen Nationalbibliothek: Die Deutsche Nationalbibliothek verzeichnet diese Publikation in der Deutschen Nationalbibliografie; detaillierte bibliografische Daten sind im Internet über http://dnb.d-nb.de abrufbar.
Alle in diesem Buch genannten Marken und Produktnamen unterliegen warenzeichen-, marken- oder patentrechtlichem Schutz bzw. sind Warenzeichen oder eingetragene Warenzeichen der jeweiligen Inhaber. Die Wiedergabe von Marken, Produktnamen, Gebrauchsnamen, Handelsnamen, Warenbezeichnungen u.s.w. in diesem Werk berechtigt auch ohne besondere Kennzeichnung nicht zu der Annahme, dass solche Namen im Sinne der Warenzeichen- und Markenschutzgesetzgebung als frei zu betrachten wären und daher von jedermann benutzt werden dürften.

Bibliographic information published by the Deutsche Nationalbibliothek: The Deutsche Nationalbibliothek lists this publication in the Deutsche Nationalbibliografie; detailed bibliographic data are available in the Internet at http://dnb.d-nb.de.
Any brand names and product names mentioned in this book are subject to trademark, brand or patent protection and are trademarks or registered trademarks of their respective holders. The use of brand names, product names, common names, trade names, product descriptions etc. even without a particular marking in this works is in no way to be construed to mean that such names may be regarded as unrestricted in respect of trademark and brand protection legislation and could thus be used by anyone.

Coverbild / Cover image: www.ingimage.com

Verlag / Publisher:
Südwestdeutscher Verlag für Hochschulschriften
ist ein Imprint der / is a trademark of
OmniScriptum GmbH & Co. KG
Heinrich-Böcking-Str. 6-8, 66121 Saarbrücken, Deutschland / Germany
Email: info@svh-verlag.de

Herstellung: siehe letzte Seite /
Printed at: see last page
ISBN: 978-3-8381-3974-6

Zugl. / Approved by: Bochum, RUB, Diss., 2014

Copyright © 2014 OmniScriptum GmbH & Co. KG
Alle Rechte vorbehalten. / All rights reserved. Saarbrücken 2014

Meinen Eltern

Inhaltsverzeichnis

1. Einleitung .... - 7 -
1.1. Zerebrale Ischämien .... - 7 -
1.2. Hemmung der Thrombozytenaggregation .... - 8 -
1.2.1. Acetylsalicylsäure .... - 8 -
1.2.2. Clopidogrel .... - 9 -
1.3. Klinische Relevanz der plättchenhemmenden Medikation .... - 9 -
1.4. Reduzierte Wirkung von ASS und Clopidogrel .... - 10 -
1.4.1. Risikofaktoren für eine verminderte ASS-Wirkung .... - 13 -
1.4.1.1. Kardiovaskuläre Risikofaktoren sowie schwerwiegende Systemerkrankungen .... - 14 -
1.4.1.2. Soziodemographische Faktoren .... - 16 -
1.4.1.3. Labor- und andere Parameter .... - 17 -
1.4.1.4. Medikamenteninteraktionen .... - 18 -
1.4.1.5. Studien ohne Nachweis von Risikofaktoren für einen Low-Responder-Status .... - 19 -

2. Studienziel und Fragestellung .... - 25 -

3. Methodik .... - 26 -
3.1. Pharmakokinetik von ASS bei gesunden Probanden .... - 26 -
3.2. Klinische Studie .... - 27 -
3.2.1. Vorgehen .... - 27 -
3.2.2. Erhobene Werte .... - 27 -
3.3. Impedanz-Aggregometrie .... - 28 -
3.3.1. Funktionsweise der Impedanz-Aggregometrie .... - 28 -
3.3.2. Geräte und Reagenzien .... - 28 -
3.3.3. Durchführung einer Messung .... - 30 -
3.4. Statistische Auswertung .... - 30 -

4. Ergebnisse ... - 33 -

4.1. Pharmakokinetische Versuchsreihe ... - 33 -
4.2. Klinische Studie ... - 41 -
4.2.1. Stichprobe ... - 41 -
4.2.2. Vergleich der vier Therapieregimes bezüglich der ALR-Quote ... - 42 -
4.2.3. Vergleich der ALR und der AR ... - 44 -
4.2.3.1. Vergleich von ALR und AR getrennt nach Therapieregime ... - 50 -
4.2.4. Frühkomplikationen in Form von Blutungen oder ischämischen Rezidiven ... - 59 -

5. Diskussion ... - 60 -
5.1. Kritische Würdigung der Ergebnisse ... - 60 -
5.2. Studienbeschränkungen ... - 71 -
5.3. Forschungsziele für die Zukunft ... - 72 -

6. Zusammenfassung ... - 75 -

7. Literaturverzeichnis ... - 77 -

8. Anhang ... - 87 -

Verzeichnis der Abkürzungen

AA	Arachidonsäure
Abb.	Abbildung
ACE	Angiotensin Converting Enzyme
ACS	Akutes Koronarsyndrom
ADP	Adenosindiphosphat
aHT	Arterieller Hypertonus
ALR	ASS-Low-Responder
AR	ASS-Responder
ASS	Acetylsalicylsäure
ASS-500-Kohorte	Kohorte, die 500 mg ASS intravenös bekam
ASS-200-Kohorte	Kohorte, die 200 mg ASS oral bekam
AT_1	Angiotensin-II-Rezeptor-Subtyp-1(-Antagonisten)
BMI	Body Mass Index
CLR	Clopidogrel-Low-Responder
COX	Cyclooxygenase
CR	Clopidogrel-Responder
CLR	Clopidogrel-Low-Responder
CRP	C-reaktives Protein
DGN	Deutsche Gesellschaft für Neurologie
D.M.	Diabetes mellitus
Hb	Hämoglobin
i.v.	intravenös
KHK	Koronare Herzerkrankung
KI	Konfidenzintervall
Max.	Maximum
Min.	Minimum
min	Minuten
MW	Mittelwert
NSAR	Nichtsteroidale Antirheumatika
OR	Odds Ratio
PCI	Perkutane koronare Intervention
PFA	Platelet Function Analyser
PPI	Protonenpumpeninhibitoren
RK	Regressionskoeffizient
SD	Standardabweichung (Standard Deviation)
TIA	Transitorische ischämische Attacke
VHF	Vorhofflimmern

Verzeichnis der Tabellen

Tabelle 1: Forschungsergebnisse zu Prädiktoren einer ASS-Low- Response (ALR) .... - 20 -

Tabelle 2: mittlere Impedanzänderung sowie die 95%-KI der drei Therapiegruppen im Vergleich .... - 35 -

Tabelle 3: Wirkbeginn im Regime 2 und 3 in Minuten .... - 40 -

Tabelle 4: Therapieübergreifender Vergleich der ALR und AR .... - 46 -

Tabelle 5: Ergebnisse der logistischen Regression für ASS-Low-Response therapieübergreifend .... - 49 -

Tabelle 6: Vergleich der Responder und Low-Responder in der ASS-200-Kohorte .... - 51 -

Tabelle 7: Ergebnisse der logistischen Regression für ASS-Low-Response in der ASS-200-Kohorte .... - 53 -

Tabelle 8: Vergleich der Responder und Low-Responder in der ASS-500-Kohorte .... - 55 -

Tabelle 9: Ergebnisse der logistischen Regression für ASS-Low-Response in der ASS-500-Kohorte .... - 58 -

Verzeichnis der Abbildungen

Abbildung 1: Prozentzahl von Probanden mit ausreichender Plättchenhemmung unterteilt nach Therapieregime ... - 34 -

Abbildung 2: mittlere Impedanzänderung sowie 95%-KI des Regime 2 im Verlauf .... - 36 -

Abbildung 3: mittlere Impedanzänderung sowie 95%-KI des Regime 3 im Verlauf .... - 37 -

Abbildung 4: Werteverteilung zu den einzelnen Untersuchungszeitpunkten im Regime 2 .... - 38 -

Abbildung 5: Werteverteilung zu den einzelnen Untersuchungszeitpunkten im Regime 3 .... - 39 -

Abbildung 6: Vergleich der ALR und der AR getrennt nach Therapiegruppe in absoluten Zahlen .... - 43 -

Abbildung 7: Low-Response-Raten der vier Therapiegruppen im Vergleich .... - 43 -

Verzeichnis der Tabellen des Anhangs

Tabelle A 1: Verwendete Geräte, Materialien, Reagenzien sowie Programme .... - 72 -

Tabelle A 2: Messzeitpunkte der drei Untersuchungsreihen im Vergleich .... - 72 -

Tabelle A 3: Erhobene Daten der Patientenkohorte .... - 73 -

Tabelle A 4: Vergleich der ASS-200-mg-oral-Kohorte mit der ASS-500-mg-i.v.-Kohorte, kontinuierliche Variablen .... - 74 -

Tabelle A 5: Vergleich der ASS-200-mg-oral-Kohorte mit der ASS-500-mg-i.v.-Kohorte, kategoriale Variablen .... - 75 -

1. Einleitung

1.1. Zerebrale Ischämien

Der Schlaganfall zählt zu den häufigsten Erkrankungen in Deutschland. Mit 3.4% belegt er Platz 5 der deutschen Todesursachenstatistik (Statistisches Bundesamt 2010). Rothwell et al. fanden 2005 in der Oxford Vascular Study erstmals eine höhere bzw. gleichhohe Rate zerebrovaskulärer im Vergleich zu kardiovaskulären Erkrankungen in einer westlichen Bevölkerung. In Industrienationen ist der Schlaganfall eine der teuersten Erkrankungen und die häufigste Ursache für dauerhafte Behinderungen (Wolf 1992). In Deutschland liegt die altersunabhängige Inzidenz ischämischer Schlaganfälle bei 180/100000 Einwohnern und die flüchtiger Durchblutungsstörungen des Gehirns bei 66/ 100000 Einwohnern pro Jahr (DGN-Leitlinie, 2012; Forch and Neumann-Haefelin, 2008). In einer 2006 veröffentlichten Studie wurden die Kosten der Schlaganfallversorgung pro Fall mit über 43.000€ angegeben (Kolominsky-Rabas et al., 2006).

In der Sekundärprophylaxe zerebraler Ischämien nehmen Thrombozytenfunktionshemmer eine große Bedeutung ein (ATC (antithrombotic trialist collaboration), 2002). Empfohlen werden bei Patienten mit fokalen Ischämien folgende Thrombozytenfunktionshemmer: 1) Acetylsalicylsäure (ASS), 2) die Kombination aus ASS und retardiertem Dipyridamol (200 mg + 25 mg zweimal täglich) sowie 3) Clopidogrel (75 mg) (DGN-Leitlinie, 2012). Eine orale Antikoagulation (mit Phenprocoumon) wird hingegen nur empfohlen, wenn der Schlaganfall kardioembolischer Genese war, da antikoagulierte Patienten ohne Vorhofflimmern einem höheren Blutungsrisiko bei gleicher Risikoreduktion von erneuten Ischämien (im Vergleich mit ASS) ausgesetzt sind. Auch GP-IIb/IIIa-Antagonisten oder Heparin werden nicht zur Sekundärprophylaxe empfohlen, da auch ihnen ein signifikant höheres Blutungsrisiko bei gleicher Wirksamkeit bzgl. ASS immanent ist (DGN-Leitlinie, 2012).

Von 80 - 85% der Patienten, die die Akutphase eines Schlaganfalls überleben, erleiden 8 - 15% ein Rezidiv innerhalb des ersten Jahres (Wolf et al., 1992). Das Rezidivrisiko ist in den ersten beiden Wochen am höchsten (Johnston et al., 2000, Weimar et al., 2002; Hill et al., 2004; Lovett et al., 2004). Nach stattgehabter TIA beträgt das Risiko einen Schlaganfall zu erleiden 10% in den ersten beiden und 15% in den ersten 14 Tagen (Rothwell et al., 2005). Die Forschergruppen um Lavallée und Rothwell konnten 2007 den Effekt einer sofortigen Sekundärprophylaxe in spezialisierten Kliniken aufzeigen (Lavallée et al., 2007; Rothwell et al., 2007). Der Verhinderung von erneuten ischämischen Ereignissen kommt somit insbesondere in den ersten beiden Wochen eine besondere Bedeutung zu. Zur frühen Sekundärprophylaxe von zerebralen Ischämien empfiehlt die DGN 100- 300 mg ASS. Zur späten Sekundärprophylaxe werden die tägliche Gabe von 100 mg ASS bei Patienten, die eine TIA oder einen ischämischen Insult hatten und ein geringes Rezidivrisiko (< 4% pro Jahr) haben, empfohlen (DGN-Leitlinie, 2012). Für Patienten mit einem hohen Rezidivrisiko (≥ 4% pro Jahr) wird eine Sekundärprophylaxe mit ASS und Dipyridamol (25 mg + 200 mg) zweimal täglich oder einmal täglich die Gabe von Clopidogrel 75 mg empfohlen.

1.2. Hemmung der Thrombozytenaggregation
1.2.1. Acetylsalicylsäure

ASS hemmt die Cyclooxygenase(COX)-1 der Blutplättchen irreversibel und damit auch deren Fähigkeit Thromboxan A_2 zu synthetisieren. Oral eingenommen wird Acetylsalicylsäure hautsächlich im Magen aufgenommen und erreicht seine maximale Blutkonzentration nach etwa 30 Minuten (Kuliczkowski et al., 2009).

Die Acetylierung der Thrombozyten-Cyclooxygenase findet im Wesentlichen bereits im Pfortaderkreislauf statt, so dass die rasche Metabolisierung (Spaltung von ASS in Salicylsäure und Essigsäure) mit einer Halbwertszeit von 15 - 20 Minuten die antithrombotische Wirkung von ASS nicht beeinträchtigt. Nach Hydrolyse von ASS in der Leber wird auch die vaskuläre Prostacyclinsynthese 2 gehemmt, jedoch weit geringer als die Thrombozyten-Cyclooxygenase, da hier nur noch der bioverfügbare Anteil (ca. 40-50%) wirksam wird. Die Wirkdauer von ASS wird entsprechend der thrombozytären Lebensdauer mit 7 - 10 Tagen angegeben.

1.2.2. Clopidogrel

Clopidogrel ist ein Prodrug, sein aktiver Metabolit, ein Thiolderivat, wird durch Oxidation (durch die Zytochrom P450 Isoenzyme 2B6 und 3A4) und Hydrolyse gebildet. Es hemmt die ADP-abhängige Thrombozytenaktivierung. Charakteristisch ist ein verzögerter Wirkungseintritt, der durch eine Aufsättigung mit 300 mg auf 6 h verkürzt werden kann (Karow, 2008).

1.3. Klinische Relevanz der plättchenhemmenden Medikation

Die Wirksamkeit von Acetylsalicylsäure in der frühen Sekundärprophylaxe von zerebralen Ischämien konnte in einigen großen Studien dokumentiert werden (Thomson and Anderson, 2013).

Im Rahmen der CAST (Chinese Acute Stroke Trial)-Studie, einer randomisierten, placebokontrollierten Studie mit über 20 000 Patienten zur (frühen) Sekundärprophylaxe bei Schlaganfallpatienten, konnten die Reduktion von Mortalität und einem Schlaganfallrezidiv durch ASS gezeigt werden. In der ASS-Therapiegruppe (160 mg/ d) lag die Rate der verstorbenen oder zum Entlassungszeitpunkt abhängigen Patienten um 1.1% unter der Rate in der Kontrollgruppe. Die Rezidivrate konnte von 21% in der Kontrollgruppe auf 16% in der Therapiegruppe reduziert werden, während die Rate an Einblutungen von 0.9% auf 1.1% (nicht signifikant) anstieg. Auch die IST (International Stroke Trial)-Studie, in der 19 435 Patienten randomisiert auf drei Therapieregimes (Heparin, Acetylsalicylsäure und keine blutgerinnungshemmende Medikation) verteilt wurden, konnte die Überlegenheit von Acetylsalicylsäure (300 mg einmal täglich) in der frühen

Schlaganfallsekundärprophylaxe zeigen: Patienten des Acetylsalicylsäure-Regimes hatten signifikant weniger Rezidive innerhalb der ersten 14 Tage (28% vs. 39%) bei einem nicht-signifikanten Anstieg von Blutungskomplikationen (0.9% vs. 0.8%). Zusammengenommen zeigen CAST und IST eine kleine aber konsistente Reduktion von 10 in 1000 Patienten, die nach einem ischämischen zerebralen Ereignis ein Rezidiv erleiden oder sterben (International Stroke Trial Collaborative Group, 1997).

Die Antithrombotic Trialists's Meta-Analyse von 2002 fand eine relative Risikoreduktion für die Sekundärprophylaxe von Schlaganfällen mit einer antithrombotischen Therapie von 25%. Die absolute Risikoreduktion betrug 36 Patienten, bei denen ein Schlaganfall-Rezidiv verhindert wurde, unter 1000 für zwei Jahre behandelten Patienten (Coccheri, 2010).

Eine 2009 von der Antithrombotic Trialists' (ATT) Collaboration veröffentlichte Metaanalyse randomisierter Studien zur Primär- und Sekundärprophylaxe vaskulärer Ereignisse erbrachte für Schlaganfälle eine Risikoreduktion um ein Fünftel von 2.54% auf 2.08% pro Jahr, ebenfalls bei einem nicht-signifikanten Anstieg von Hämorrhagien (Baigent et al., 2009).

Die sekundärprophylaktische Wirkung durch das Verhindern von ischämischen Rezidiven von ASS übersteigt das Risiko durch intrakranielle Blutungen. Allerdings steigt unter einer Therapie mit ASS auch das Risiko für gastrointestinale Blutungen leicht an. Laine fand 2006 ein relatives Risiko für gastrointestinale Blutungen von 2.07 unter einer Langzeittherapie mit 81 mg magensaftresistentem ASS, was einer „number needed to harm" von 833 Patienten entspricht.

1.4. Reduzierte Wirkung von ASS und Clopidogrel

Es gibt keine klare Definition der reduzierten Wirksamkeit von ASS. In diesem Zusammenhang wird z.T. von ASS-Resistenz, aber auch von „Aspirin Failure" sowie „Aspirin-Low-Response" gesprochen. Man unterscheidet im Wesentlichen die klinische von der laborchemischen ASS-Low-Response.

Eine klinische Low-Response liegt vor, wenn ein Patient unter einer antithrombozytären Therapie ein kardiovaskuläres Ereignis bietet. Die laborchemische Low-Response ist definiert als eine in vitro nicht ausreichende Blockierung der Plättchen-Reaktivität unter oraler antithrombozytärer Therapie (Kuliczkowski et al., 2009). Problematisch ist jedoch, dass es bisher keinen Goldstandard zur Überprüfung einer ausreichenden Blockierung der Plättchen-Reaktivität gibt. Es werden sowohl unterschiedliche Messprinzipien (optische Aggregometrie, Vollblut-Aggregometrie, Plättchenfunktionsanalyser PFA-100, Plättchenreaktivitätsindex, Durchflusszytometrie sowie die Ausscheidung von Metaboliten des Thomboxans B2 im Urin und die Thromboxan-B2-Generation in plättchenreichem Plasma) als auch verschiedene Ausgangsmaterialien (Serum, Urin für eine Thromboxan-Messung) und verschiedene Stimulantien (u.a. Arachidonsäure, Kollagen und ADP) verwendet. Weber et al. (2008) empfehlen, für die Wirksamkeit von ASS entweder die Thromboxanbildung oder die arachidonsäurestimulierte Thrombozytenaggregation (Lichtaggregometrie oder Vollblutaggregometrie) zu bestimmen, da diese am direktesten den pharmakodynamischen Effekt von ASS abbilden.

Eine reduzierte Wirksamkeit von ASS kann viele Gründe haben: Gegenstand der aktuellen Forschung sind u.a. Interaktionen mit anderen Medikamenten (insbesondere Protonenpumpenhemmer (PPI) sowie Nicht-Steroidale-Antirheumatika (NSAR) wie Ibuprofen). Darüber hinaus werden eine Thrombozyten-Überaktivität, ein erhöhter Plättchen-Umsatz sowie pharmakogenetische Faktoren als mögliche Ursachen diskutiert (Coccheri, 2010). Gehäuft kommt eine geringere Wirksamkeit von Acetylsalicylsäure bei Patienten mit Diabetes, Übergewicht, einer peripheren arteriellen Verschlusskrankheit (pAVK) sowie einem akuten Koronarsyndrom (ACS) vor (Coccheri, 2010).

Einige Meta-Studien (u.a. Krasopoulos et al., 2008; Sofi et al., 2008; Snoep et al., 2007) zeigen, dass Patienten mit einer ASS- oder Clopidogrel-Low-

Response ein erhöhtes Risiko für atherothrombotische Rezidive haben. Sofi et al. konnten 2008 in einer Metaanalyse von 11 Studien, die insgesamt 1952 Patienten mit koronarer Herzkrankheit (KHK) einschlossen, zeigen, dass eine verbleibende Plättchenreaktivität mit signifikant mehr klinisch ungünstigen Ereignissen einhergeht (RR: 3.11; 95%KI 1.88 - 5.15; p < 0.0001). Die Metaanalyse der Forschergruppe um Krasopoulos schloss 2008 20 Studien mit insgesamt 2930 Patienten mit kardiovaskulären Erkrankungen ein. 28% unter ihnen wurden als Aspirin-resistent klassifiziert. In dieser Gruppe traten bei 41% kardiovaskuläre Ereignisse (OR 3.85; 95%KI 3.08 – 4.80) auf, 5.7% der Aspirin-Resistenten verstarben, was einem OR von 5.99 (95%KI 2.28 - 15.72) entspricht. Auch Snoep et al. fanden 2007 in ihrer Metaanalyse einen klaren Zusammenhang zwischen der laborchemisch bestimmten Aspirin-Resistenz und der klinischen Resistenz, die sich durch wiederholte thrombotische Verschlüsse zeigt. Das über alle Studien gemittelte OR für alle kardiovaskulären Ereignisse betrug 3.8 (95%KI 2.3 - 6.1). Eine Studie von Schwammenthal et al. zeigte 2008 eine Assoziation zwischen der ASS-Wirksamkeit und der Schlaganfallschwere sowie dem funktionalen Outcome im Verlauf: das Odds Ratio für einen ASS-Low-Responder lag im Vergleich zu einem Responder bei 9.8 für einen schweren Schlaganfall, bei 3.1 für das Ausbleiben einer frühen klinischen Verbesserung und bei 8.6 für ein schlechtes funktionales Outcome. Eine Studie zur Sekundärprophylaxe von Schlaganfällen von Gengo et al. (2008) erbrachte eine Non-Responder-Prävalenz von 20% in dieser Kohorte. 44 % dieser laborchemischen ASS-Non-Responder waren auch klinische Non-Responder und litten somit rezidivierend unter ischämischen Ereignissen, wohingegen nur 5 % der ASS-Responder rezidivierende Symptome zeigten. Ozben et al. untersuchten 2011 die Mortalität von Schlaganfallpatienten sowohl im Krankenhaus als auch innerhalb der nächsten zwei Jahre: ASS-resistente Patienten hatte mit einem OR von 3.09 (95%KI 1.07 – 8.96; p = 0.037) eine signifikant höhere

Wahrscheinlichkeit innerhalb der nächsten zwei Jahre zu versterben als ASS-sensible Patienten.

Auch eine Studie, die 2003 59.395 vaskuläre Hochrisiko-Patienten per Zufall entweder einer Langzeit-Therapie mit ASS oder der Kontrollgruppe zuordnete, zeigte, dass das Risiko für erneute Ischämien (nicht-tödlicher Herzinfarkt oder Schlaganfall oder Tod durch ein vaskuläres Ereignis) durch ASS zwar signifikant gesenkt werden konnte (Reduktion des relativen Risikos um 19 %, des absoluten Risikos um 3.1%/ 2 Jahre, d.h. 1.5%/ Jahr), aber immerhin ein Patient von acht (12.9 %) trotz ASS-Therapie ein ischämisches Rezidiv innerhalb von zwei Jahren erlitt (Eikelboom und Hankey, 2003).

1.4.1. Risikofaktoren für eine verminderte ASS-Wirkung

Trotz mittlerweile mehrjähriger Forschung zu Einflussfaktoren verminderter ASS-Effektivität bleiben die Forschungsergebnisse zum Teil inkonsistent. Erste Ergebnisse gibt es mittlerweile in der Erforschung der Thrombozytenaggregation bei Diabetes-Patienten, insbesondere, wenn sie eine Insulintherapie bekommen (Lev et al., 2006; Geisler et al., 2010; Angiolillo and Suryadevara, 2009; Zytkiewicz et al., 2008; Prabhakaran et al., 2008; Yi et al, 2012 und Abaci et al., 2006). Darüber hinaus gibt es mehrere Studien, die einen Zusammenhang zwischen Übergewicht sowie Hypercholesterinämie oder Hypertriglyzeridämie und einer schwächeren ASS-Wirksamkeit finden (Bordeaux et al., 2010; Karepov et al., 2008 und Bornstein, 1994). Außerdem gibt es einige Studien, die höhere ALR-Raten bei Frauen (insbesondere bei übergewichtigen Frauen) belegen (Tanrikulu et al., 2010; Ozben et al., 2010; Zuern et al., 2009; Ivandic et al., 2007; Edern et al., 2007 und Abaci et al., 2006). Gut belegt ist eine hohe ALR-Rate unter Patienten mit einem akuten Koronarsyndrom (Bornstein, 1994 und Markuszewski et al., 2006). Weiterhin scheinen schwere Infektionen sowie ein erhöhtes CRP Einfluss auf die ASS-Wirksamkeit zu haben (Boncler et al., 2007; Modica et al., 2007 und Geisler et al., 2010). Erste Studien finden eine

Einschränkung der ASS-Wirkung bei gleichzeitiger Medikation mit PPI (Würtz et al., 2010); gewisse ACE-Hemmer hingegen scheinen die Plättchenaggregation zusätzlich zu inhibieren (Feher et al., 2006; Sowasch et al., 2006 und Seok et al., 2008). Eine geringere Reaktion auf Clopidogrel scheint häufig mit einer ALR vergesellschaftet zu sein (Cuisset et al., 2009). Weitere in einzelnen Studien aufgetretene Risikofaktoren für eine ALR sind eine Dialyse-Notwendigkeit sowie ein erhöhter Kreatinin-Wert (Ozben et al., 2010), ein höheres Alter (Seok et al., 2008; Prabhakaran et al., 2008 und Eder et al., 2007), Nikotinabusus (Abaci et al., 2006) sowie eine Herzinsuffizienz (Fong et al., 2010). Die meisten dieser Zusammenhänge werden allerdings nicht konsistent gefunden (s.a. Karepov et al., 2008). Eine mangelnde Compliance ist häufig eine Ursache für ALR und sollte immer als eine der ersten Ursachen ausgeschlossen werden (Halawani et al., 2011). Da eine Non-Compliance in der vorliegenden Studie keine Rolle gespielt hat (die Therapie erfolgte stationär unter Aufsicht), soll hier nicht weiter darauf eingegangen werden.

1.4.1.1. Kardiovaskuläre Risikofaktoren sowie schwerwiegende Systemerkrankungen

De Berardis et al. konnten 2009 in einer großen Metaanalyse randomisierter Placebo-kontrollierter Studien (mit insgesamt 10 117 Patienten) keinen signifikanten Einfluss von Acetylsalicylsäure in der Primärprävention kardiovaskulärer Ereignisse bei Diabetikern finden. Eine erhöhte Plättchen-Reaktivität bei Diabetikern trotz ASS-Therapie fanden Geisler et al. (2010) (OR: 4.39; 95%KI 1.95 - 6.83; $p<0.001$). Dass Diabetes mellitus (D.M.) ein Risikofaktor für eine unzureichende ASS-Wirksamkeit ist, fanden auch Angiolillo and Suryadevara 2009 sowie Yi et al. 2012. Auch Zytkiewicz et al. (2008), die die ASS-Resistenz bei Schlaganfallpatienten mittels PFA-100 evaluierten, fanden eine höhere ALR-Prävalenz unter Diabetikern ($p = 0.039$). Eine weitere Veröffentlichung aus dem Jahr 2008 zeigte eine negative

Korrelation zwischen D.M. und der Plättchenhemmung bei Patienten, die einen zerebrovaskulären Stent bekommen hatten (p = 0.015) (Prabhakaran et al., 2008). Abaci et al. (2006) fanden in einer multivariaten Analyse D.M. als einzigen unabhängigen, signifikanten Prädiktor für eine ASS-Non-Response (p = 0.016). Und schließlich berechneten Fong et al. (2011) eine OR von 1.41 für das Risiko der ALR bei höheren HbA1c-Werten (95%KI 1.12 – 1.79; p = 0.004).

Auch Übergewicht scheint ein Risikofaktor für ein vermindertes Ansprechen auf eine Therapie mit ASS zu sein. Die ALR-Raten lagen bei übergewichtigen Patienten mit 26% signifikant höher als bei normalgewichtigen Patienten (20.5%; p = 0.002) (Bordeaux et al., 2010).

Mehrere Studienergebnisse liegen mittlerweile auch für den Zusammenhang zwischen einer Hyperlipidämie und einer ASS-Resistenz vor. Postula et al. (2010) ermittelten einen Quotienten aus dem Gesamtcholesterinwert und dem HDL-Wert > 2.99 als unabhängigen Protektor gegen eine fehlende Plättchenhemmung (OR 0.19; 95%KI 0.05 – 0.81; p = 0.02). In einer Studie von Tanrikulu et al. (2011) hingegen zeigte sich ein hoher HDL-Wert als unabhängiger Prädiktor für eine ALR (OR 0.97; 95%KI 0.95 – 0.999; p = 0.043). In einer weiteren Studie waren die Triglyzeride in der Gruppe der ALR signifikant erhöht (Karepov et al., 2008). Und schließlich ermittelte Bornstein (1994) eine Hyperlipidämie als Risikofaktor für ein Schlaganfallrezidiv unter ASS-Medikation.

Widersprüchliche Ergebnisse liegen für die Begleiterkrankung arterieller Hypertonus vor: Feher et al. zeigten 2006, dass signifikant mehr Patienten mit einer guten Reaktion auf ASS hypertensiv waren (80% vs. 62%, p < 0.05). Bei Abaci et al. (2006) war ein arterieller Hypertonus in einer univariaten Analyse mit einer ALR assoziiert (p = 0.021).

Bereits 1994 stellte Bornstein eine KHK als Risikofaktor für ein Schlaganfall-Rezidiv trotz ASS-Therapie vor.

Auch eine Herzinsuffizienz ist mit einem OR von 4.54 laut Fong et al. (2011) ein beträchtlicher Risikofaktor für eine ALR (95%KI 1.33 – 15.5; p = 0.02). Bei Patienten mit einem chronischen Nierenversagen fanden Tanrikulu et al. (2011) eine höhere ALR-Rate. Die Notwendigkeit einer Dialyse-Behandlung erhöhte das Risiko einer ALR um das 3.6fache (OR 3.64; 95%KI 1.31 – 10.07; p = 0.013).

1.4.1.2. Soziodemographische Faktoren

Einige Studien fanden Hinweise darauf, dass Frauen ein höheres Risiko haben, auf ASS nicht adäquat zu reagieren. In einer Studie von Tanrikulu et al. erwies sich 2011 ein weibliches Geschlecht mit einem OR von 2.20 (95%KI 1.17 – 4.13; p= 0.014) als unabhängiger Prädiktor für eine ALR. Auch eine Veröffentlichung aus dem Jahr 2010 von Ozben et al. fand, dass ein weibliches Geschlecht ein unabhängiger Risikofaktor ist (OR 2.45; p= 0.045). Die Forschergruppe um Zuern zeigte 2009, dass Thrombozyten von Frauen sowohl eine höhere Basis-Reaktivität als auch eine geringere Aggregationshemmung durch ASS aufwiesen. Darüber hinaus fanden Ivandic et al. (2007) eine Assoziation zwischen ASS-Resistenz und weiblichem Geschlecht (p = 0.0301). Auch Eder et al. wiesen 2007 auf eine signifikant stärkere aggregationshemmende Wirkung von ASS bei Männern im Vergleich zu Frauen hin. Abaci et al. (2006) erhielten für die Variable Geschlecht in der univariaten Analyse für das Kriterium ASS-Non-Response ein signifikantes Ergebnis (p= 0.012), das jedoch einer multivariaten Analyse nicht stand hielt. Wenige Studien weisen auf eine Altersabhängigkeit der ALR hin. Prabhakaran et al. (2008) fanden in einer multivariaten Regression eine negative Korrelation zwischen einem Alter > 55 Jahren und dem Prozentsatz der Plättchenhemmung (p = 0.020). Auch in einer Studie von Seok et al. (2008) stellte sich in einer univariaten Analyse ein höheres Alter als Risikofaktor für eine ASS-Resistenz heraus, auch dieses Ergebnis hielt einer multivariaten Überprüfung jedoch nicht stand. Eder et al. (2007) fanden bei

Probanden > 70 Jahren signifikant höhere maximale Aggregationen nach ADP- und Kollagen-Induktion, die sich jedoch nur unter einer Therapie mit ASS 100 mg (und nicht unter ASS 300 mg) zeigten.

1.4.1.3. Labor- und andere Parameter

Modica et al. konnten 2007 erhöhte CRP-Level sowie Infektionen, die als Komplikation im Verlauf eines ACS auftraten, als Risikofaktoren für eine ASS-Non-Response ($p < 0.001$) eruieren. Boncler et al. (2007) fanden hingegen, dass CRP wie ASS die Kollagen-induzierte Thrombozytenaggregation sowie die Expression zweier Adhäsionsmoleküle auf der Plättchenoberfläche (P-Selektin und GPIIbIIIa-Komplex) hemmte. Die Zugabe von CRP und ASS zu einer Blutprobe senkte die Plättchenaggregation (im Vergleich zu ASS alleine) um 56.7($\pm$ 1)% vs. 14.9($\pm$ 0.6)% ($p < 0.0001$). Geisler et al. (2010), die eine Studie mit Typ-II-Diabetikern nach perkutaner koronarer Intervention (PCI) durchführten, zeigten eine negative Korrelation zwischen Entzündungsmarkern und dem Ansprechen sowohl auf eine Therapie mit ASS als auch Clopidogrel.

Cuisset et al. (2009) fanden eine Assoziation zwischen ASS- und Clopidogrel-Non-Response: die Prozentzahl der Clopidogrel-Non-Responder war unter den ASS-Non-Respondern signifikant höher als unter den ASS-sensiblen Patienten (36.7% vs. 22.7%; $p = 0.003$).

Ozben et al. führten 2010 eine Studie bei 200 hypertensiven Patienten durch. In einer multivariaten Analyse fanden sie als unabhängige Risikofaktoren für eine ASS-Resistenz u.a. höhere Kreatinin-Spiegel (OR 1.3; $p = 0.015$) und geringere Thrombozytenzahlen (OR 0.99; $p = 0.005$). In einer Studie von Lordkipanidze et al. (2010) stellten sich höhere Thrombozytenzahlen in einer multiplen logistischen Regression jedoch als Risikofaktor einer ASS-Low-Response heraus (OR = 1.03; 95%KI 1.01 – 1.04; $p < 0.0001$).

Eine Studie von 2011 der Forschergruppe um Ozben zeigte, dass der NIHSS (National Institute of Health Stroke Scale)-Wert der ALR signifikant höher war als der der AR ($p = 0.006$).

1.4.1.4. Medikamenteninteraktionen

Erste Forschungsergebnisse liegen zu Medikamenteninteraktionen zwischen ASS und Statinen, NSAR (insbesondere Ibuprofen), Protonenpumpenhemmern, ACE-Hemmern sowie ß-Blockern vor. Die Ergebnisse zu den Auswirkungen einer Komedikation mit Statinen sind widersprüchlich. Feher et al. fanden 2006, dass die Einnahme von Statinen ein unabhängiger Risikofaktor für eine ASS-Resistenz ist, sogar wenn Risikofaktoren sowie andere Begleitmedikationen kontrolliert werden (OR 5.92; 95%KI 1.83 – 16.9; $p < 0.001$). In einer Studie von Tirnaksiz et al. (2009) konnten hingegen durch eine hochdosierte dreimonatige Statintherapie (40 mg Atorvastatin/ Tag) 65% der zuvor ASS-resistenten Patienten in sensitive AR umgewandelt werden ($p < 0.0001$).

Gengo et al. (2008) fanden eine deutliche Interaktion zwischen ASS und Ibuprofen: bei gesunden Probanden, die 2 h vor ASS-Einnahme Ibuprofen eingenommen hatten, stellten sie eine signifikante Reduktion sowohl der Höhe als auch der Dauer der Plättchenhemmung fest. In einem Patientenkollektiv, die zur sekundären Schlaganfallprophylaxe ASS verordnet bekommen hatten und gleichzeitig auch Ibuprofen einnahmen, wies keiner dieser Patienten eine ausreichende Plättchenhemmung auf. Nachdem sie Ibuprofen abgesetzt hatten, zeigten alle diese 13 Patienten eine gute Thrombozyteninhibition.

Die Forschergruppe um Würtz zeigte 2010 eine reduzierte ASS-Wirkung bei KHK-Patienten, die gleichzeitig mit einem Protonenpumpeninhibitor (PPI) behandelt wurden. Sie fanden sowohl eine signifikant höhere Plättchenaggregation ($p = 0.003$) als auch höhere Thromboxan-B_2-Level im Serum ($p = 0.01$) in dem Kollektiv, das PPI einnahm.

Erste, nicht konsistente Forschungsergebnisse liegen zur Interaktion von ASS und ACE-Hemmern vor. Während Feher et al. 2006 ermittelten, dass unter den AR signifikant mehr Patienten gleichzeitig einen ACE-Hemmer einnahmen als unter den ALR (70% vs. 50%, $p < 0.05$), beschrieben Seok et al. (2008) in einer univariaten Analyse, dass die Einnahme von ACE-Hemmern oder AT1-Blockern einen Risikofaktor für eine schlechte ASS-Wirksamkeit darstellten. Dieses Ergebnis konnte in einer multivariaten Analyse jedoch nicht bestätigt werden. Skowasch et al. (2006) differenzierten die Wirkung unterschiedlicher ACE-Hemmer. Sie konnten zeigen, dass Ramipril und Captopril die Plättchenaggregation vermindern, während Enalapril diese Wirkung nicht zeigte. Die Reduktion der Kollagen-induzierten Plättchenaggregation betrug bei Ramipril 35% ($p < 0.01$) und bei Captopril 27% ($p = 0.01$).

In der Studie von Feher et al. (2006) nahmen die AR im Vergleich zu den ALR signifikant häufiger ß-Blocker ein (75% vs. 55%, $p < 0.05$). Postula et al. fanden 2010, dass eine Herzfrequenz < 69/Minute ein unabhängiger Risikofaktor für eine fehlende Plättchenhemmung ist (OR 4.44; 95%KI 1.37 – 14.38; $p = 0.01$).

1.4.1.5. Studien ohne Nachweis von Risikofaktoren für einen Low-Responder-Status

Im Folgenden sind einige Veröffentlichungen aufgeführt, die ausdrücklich darauf hinweisen, dass sie bezüglich der genannten Parameter keine Differenzen zwischen ALR und AR detektieren konnten. Ozben et al. (2011) führten eine Untersuchung bei Schlaganfallpatienten durch und fanden keine Differenzen bezüglich Alter, Geschlecht und Komorbiditäten zwischen ASS-sensitiven und ASS-resistenten Patienten. Würtz et al. (2010) testeten 419 KHK-Patienten und stellten keine Differenzen bzgl. Alter, Geschlecht, BMI, Blutdruck, D.M., Nikotinabusus, Anzahl der vorangegangenen ischämischen Ereignisse und der Familienanamnese bzgl. KHK fest. Karepov et al.

verglichen 2008 Patienten nach einem ersten Schlaganfall. ALR und AR unterschieden sich nicht hinsichtlich der demographischen Daten, der klinischen Charakteristika, ihrer Risikofaktoren und ihrer Begleitmedikation. Auch Berrouschot et al. (2006) führten eine Untersuchung zur ASS-Resistenz in der sekundären Schlaganfallprophylaxe durch. Auch hier fanden sich keine Differenzen bzgl. Alter, Geschlecht, Risikofaktoren und den Schlaganfallcharakteristika zwischen ASS-sensitiven und ASS-resistenten Patienten. Und schließlich wies Bornstein bereits 1994 darauf hin, dass Alter und Geschlecht die ASS-Wirksamkeit in seiner Studienpopulation nicht beeinflussten.

Die nachfolgende Tabelle zeigt (thematisch sortiert) Prädiktoren einer ASS-Low-Response. Genannt sind aus Gründen der Übersichtlichkeit jeweils nur der Erstautor, das Jahr der Veröffentlichung sowie das Hauptergebnis der Untersuchung.

Tabelle 1: Forschungsergebnisse zu Prädiktoren einer ASS-Low- Response (ALR)

	Kardiovaskuläre Risikofaktoren
D.M.	Yi (2012): D.M. ist ein unabhängiger Risikofaktor für eine ASS-(Teil-) Resistenz
	Geisler (2010): D.M. führt zu einer erhöhten verbleibenden Plättchenaggregation (OR: 4.39)
	Angiolillo (2009): D.M. ist ein Risikofaktor einer ASS-Low-Response
	Zytkiewicz (2008): eine ASS-Low-Response ist unter Diabetikern signifikant häufiger (p =0.039)
	Prabhakaran (2008): D.M. korreliert negativ mit der Plättcheninhibition
	Abaci (2006): D.M. ist ein unabhängiger Prädiktor für eine ASS-Low-Response
HbA1c	Fong (2010): höhere HbA1c-Werte erhöhen das ASS-Low-Response-Risiko (OR 1.41)

Übergewicht	Bordeaux (2010): übergewichtige Patienten behalten eine höhere Plättchen-Reaktivität auch nach Hemmung durch ASS
Hyperlipidämie	Karepov (2008): ALR haben höhere Triglyzeridwerte als AR
	Postula (2010): Gesamt-Cholesterin/ HDL > 2.99 ist ein unabhängiger Protektor gegen eine ASS-Low-Response (OR: 0.19)
	Bornstein (1994): Hyperlipidämie ist ein Risikofaktor für ein Schlaganfall-Rezidiv trotz ASS-Therapie
HDL	Tanrikulu (2011): der HDL-Wert ist ein unabhängiger Prädiktor für eine ASS-Low-Response (OR: 0.97)
LDL	Seok (2008): niedrigere LDL-Spiegel korrelieren mit einer ASS-Low-Response
Soziodemographische Faktoren	
Geschlecht	Tanrikulu (2011): weibliches Geschlecht ist ein unabhängiger Prädiktor für eine ASS-Low-Response (OR: 2.2)
	Ozben (2010): weibliches Geschlecht ist ein Risikofaktor für eine ASS-Low-Response (p=0.028)
	Zuern (2009): die Thrombozyten von Frauen zeigen eine geringere Aggregationshemmung durch ASS
	Ivandic (2007): eine ASS-Low-Response ist mit weiblichem Geschlecht assoziiert (p = 0.03)
	Eder (2007): ASS führt bei Männern zu einer stärkeren Aggregationshemmung
	Abaci (2006): Geschlecht und ASS-Low-Response sind in einer univariaten Analyse assoziiert

Alter	Seok (2008): ein höheres Alter ist mit einer ASS-Low-Response assoziiert
	Prabhakaran (2008): ein Alter > 55 Jahre korreliert negativ mit der Plättcheninhibition durch ASS
	Eder (2007): Patienten mit einem Alter > 70 Jahren zeigen eine höhere maximale Aggregation nach Stimulation mit ADP oder Kollagen unter einer Therapie mit ASS 100 mg/Tag
ACS	Bornstein (1994): KHK ist ein Risikofaktor für ein Schlaganfallrezidiv unter ASS-Therapie
CRP/ Infektionen/ Leukozyten	Boncler (2007): die Zugabe von CRP zu einer Blutprobe vermindert die Plättchenaggregation
	Modica (2007): der CRP-Wert ist ein unabhängiger Prädiktor für eine ASS-Low-Response; eine Infektion als Komplikation eines ACS ist ein Risikofaktor für eine ASS-Low-Response
	Geisler (2010): der CRP-Wert korreliert negativ mit der Plättcheninhibition
	Würtz (2012): die Leukozytenzahl korreliert mit der Plättchenaggregation
Nikotinabusus	Abaci (2006): es besteht eine Assoziation zwischen einer ASS-Low-Response und einem Nikotinabusus
aHT	Ozben (2010): eine schlechte Blutdruck-Kontrolle erhöht die ALR-Rate
	Feher (2006): AR haben einen höheren Blutdruck
	Abaci (2006): es besteht eine Assoziation zwischen einer ASS-Low-Response und den Blutdruckwerten in einer univariaten Analyse
Herzinsuffizienz	Fong (2010): eine Herzinsuffizienz erhöht das Risiko für eine ASS-Low-Response um den Faktor 4.54
Chronisches Nierenversagen	Tanrikulu (2011): bei Patienten mit chronischem Nierenversagen findet man eine höhere ALR-Rate; Dialysepflichtigkeit ist ein unabhängiger Prädiktor für eine ASS-Low-Response (OR 3.6)

	Laborparameter
Kreatinin	Ozben (2010): bei ALR ist der Kreatininwert höher als bei AR
Thrombozyten	Ozben (2010): niedrigere Thrombozytenzahlen sind ein unabhängiger Risikofaktor für eine ASS-Low-Response (OR: 0.99)
	Lordkipanidze (2010): höhere Thrombozytenwerte erhöhen das Risiko einer inadäquaten Reaktion auf ASS (OR: 1.03)
	Würtz (2012): die Thrombozytenzahl korreliert mit der Plättchenaggregation
CLR	Cuisset (2009): die CLR-Rate ist unter den ALR höher als unter den AR
	Medikamenteninteraktionen
PPI	Würtz (2010): der antithrombozytäre Effekt von ASS wird durch PPI bei KHK-Patienten reduziert
ACE-Hemmer	Feher (2006): AR nehmen häufiger ACE-Hemmer ein als ALR
	Sowasch (2006): Ramipril und Captopril vermindern die Plättchenaggregation; Enalapril jedoch nicht
	Seok (2008): eine Begleitmedikation mit ACE-Hemmern oder AT1-Blockern korreliert mit einer ASS-Low-Response
ß-Blocker	Feher (2006): AR nehmen häufiger ß-Blocker ein als ALR
	Postula (2010): eine Herzfrequenz < 69 Hz ist ein unabhängiger Risikofaktor für eine ASS-Low-Response (OR = 4.44)
Statine	Feher (2006): ALR nehmen häufiger Statine ein als AR
	Tirnaksiz (2009): Statine können eine Aspirin-resistente Plättchen-Aggregation reduzieren
Ibuprofen	Gengo (2008): Ibuprofen senkt die Wirkungshöhe und -dauer von ASS
NIHSS	Ozben (2011): ALR haben einen höheren Wert auf der NIHSS als AR

Keine Differenzen zwischen ALR und AR bzgl.
Ozben (2011): Alter, Geschlecht, Komorbiditäten
Würtz (2010): Alter, Geschlecht, BMI, Blutdruck, Familienanamnese bzgl. KHK, Nikotinabusus, DM, Anzahl vorangegangener ischämischer Ereignisse
Karepov (2008): demographische Daten, klinische Charakteristika, Risikofaktoren, Begleitmedikation
Berrouschot (2006): Alter, Geschlecht, Risikofaktoren, Stroke-Charakteristika
Bornstein (1994): Alter und Geschlecht

2. Studienziel und Fragestellung

Das Ziel dieser Studie besteht darin, die Wirksamkeit einer antithrombozytären Therapie in der besonders vulnerablen Phase zerebraler Ischämie, d.h. im Mittel 48 h nach Symptombeginn, zu evaluieren. Das Studienvorhaben wurde von der Ethik-Kommission der Ruhr-Universität Bochum genehmigt (Registrier-Nr. 3414-09). Es werden vier verschiedene Therapieregimes (ASS 500 mg i.v., 200 mg sowie 100 mg oral und 75 mg Clopidogrel) einander gegenüber gestellt. Weitergehend sollen Risikofaktoren eruiert werden, die möglicherweise ein Ansprechen auf die antithrombozytäre Therapie herabsetzen.

3. Methodik

3.1. Pharmakokinetik von ASS bei gesunden Probanden

Um die Pharmakokinetik einer effektiven Thrombozytenfunktionshemmung durch ASS in vivo zu studieren, wurden Vorversuche mit 12 gesunden Probanden durchgeführt. In dieser prospektiven Untersuchung durchliefen alle 12 Probanden drei Therapieregimes. Mit einem Abstand von jeweils mindestens zwei Wochen wurde ihnen in der ersten Untersuchungsreihe ASS 500 mg i.v. gespritzt, im zweiten Regime erfolgte die orale Gabe von 500 mg ASS und im letzten Regime bekamen die Probanden an zwei aufeinanderfolgenden Tagen ASS 200 mg oral und im Anschluss daran für fünf weitere Tage ASS 100 mg oral. Die Tabletteneinnahme erfolgte unter Aufsicht, die Messungen erfolgten durch eine MTA, der die jeweilige ASS-Dosierung nicht bekannt war. In den Therapieregimes 2 (ASS 500 mg oral) und 3 (ASS 200 mg oral) wurde bei neun Probanden auch der Wirkverlust der ASS-Therapie kontrolliert. Nach Absetzen der Medikation erfolgte nach jeweils ca. 24, 48, 72 und 96 Stunden jeweils eine Basisbestimmung bis zum Erreichen des Ausgangswertes der Impedanzänderung (nach AA-Stimulation) vor Beginn der ASS-Einnahme. Tabelle 2 A im Anhang zeigt den zeitlichen Verlauf der Probenentnahme der drei Untersuchungsreihen. Um die Blutentnahmen für die Probanden möglichst gering zu halten, erfolgten nach einem Messergebnis von 0 Ohm nur noch 1-2 Kontrollmessungen. Bei intravenöser ASS-Applikation erfolgte die Blutentnahme am kontralateralen Arm, um eine Verfälschung des Messergebnisses weitestgehend auszuschließen. Nach schriftlicher Einverständniserklärung und Abstinenz einer Medikamenteneinnahme von mindestens sieben Tagen erfolgte die Testserie nach Studienplan (s. Tabelle 2 A).

Blutentnahme und aggregometrische Messung erfolgten wie bei der im Folgenden beschriebenen klinischen Studie. Eine unzureichende Plättchenhemmung (ASS-Low-Response) wurde als Impedanzänderung > 0

Ohm nach Stimulation mit Arachidonsäure definiert (s. dazu auch Abschnitt 1.4.).

3.2. Klinische Studie

3.2.1. Vorgehen

In die Studie eingeschlossen wurden alle Patienten, die im Zeitraum von April 2008 bis April 2009 mit einem ischämischen Ereignis im Gehirn auf die Stroke Unit des Josef-Hospitals in Bochum aufgenommen wurden, eine antithrombozytäre Medikation zur Sekundärprophylaxe zerebraler Ischämien verordnet bekommen und ihr schriftliches Einverständnis gegeben hatten. Die Patienten wurden ausführlich über das Studienvorhaben aufgeklärt und gaben ihr schriftliches Einverständnis zur anonymen Speicherung ihrer Daten. Ausgeschlossen wurden Patienten mit einer antikoagulativen Therapie (wie z.B. Phenprocoumon), sowie Patienten mit schwerer Leberfunktionsstörung, akuten Erkrankungen des Gastrointestinums, Herzinsuffizienz, malignen Erkrankungen, schweren Blutgerinnungsstörungen sowie schwerer Aphasie. Die Blutentnahme erfolgte im Durchschnitt 46h nach Therapiebeginn (Min. 1 h, Max. 233 h, SD 29.55 h).

Die Blutentnahme erfolgte mittels 21 Gauge Butterfly-Nadeln aus einer präkubitalen Vene in 4 ml Natrium-Citrat-Monovetten. Das 0.1molare Natrium-Citrat verhinderte die Koagulation der Thrombozyten. Um eine vorzeitige Thrombozytenaggregation zu vermeiden, wurde darüber hinaus die Stauungszeit minimiert und der Stempel des Entnahmeröhrchens möglichst vorsichtig und langsam zurückgezogen. Vor Abnahme des Probenröhrchens wurde der Schlauch der Butterfly-Nadel entlüftet um eine exakte Blut-Citrat-Mischung zu erhalten.

3.2.2. Erhobene Werte

Neben soziodemographischen Werten wie Geschlecht, Alter sowie Größe und Gewicht bzw. BMI, wurde der zeitliche Ablauf von Symptombeginn, über

Krankenhausaufnahme, der ersten Einnahme einer thrombozytenhemmenden Medikation sowie der Blutabnahme nachgezeichnet. Darüber hinaus wurde das ischämische Ereignis klassifiziert sowie die Begleitmedikation, Risikofaktoren für kardiovaskuläre Ereignisse und Komorbiditäten erfasst. Außerdem wurden weitere Laborparameter zum Zeitpunkt der Blutabnahme sowie Komplikationen des ischämischen Ereignisses und die durchgeführte Diagnostik protokolliert. Tabelle 3 A im Anhang beinhaltet eine detaillierte Übersicht aller erhobenen Parameter.

3.3. Impedanz-Aggregometrie

3.3.1. Funktionsweise der Impedanz-Aggregometrie

Cardinal und Flower stellten 1980 das Verfahren der Impedanz-Aggregometrie zur Bestimmung der Plättchenaggregation in Vollblut vor. Sie fanden, dass der Betrag der Impedanzänderung zu der Quantität der aggregierten Thrombozyten proportional ist und daher der ermittelte Widerstand in Ohm Ausdruck für das Ausmaß der Thrombozytenaggregation ist (Cardinal and Flower, 1980). Die Analyse von Vollblut hat zum einen den Vorteil, dass eine zeitaufwendige Blutprobenaufbereitung entfällt. Zum anderen wird so auch der Einfluss von instabilen Substanzen mit kurzer Halbwertszeit sowie der Einfluss weiterer zellulärer Bestandteile (wie z.B. die Prostacyclinproduktion durch Leukozyten) mit berücksichtigt. Es handelt sich somit um ein Ex-Vivo-Verfahren, das die In-Vivo-Bedingungen möglichst gut abbildet und im klinischen Alltag umsetzbar ist.

3.3.2. Geräte und Reagenzien

Impedanzaggregometer

Verwendet wurde das Impedanzaggregometer Model 590 der Firma ChronoLog mit zwei Inkubations- sowie zwei Messkammern. In der Inkubationskammer wird die Probe durch einen integrierten Heizblock auf 37°C erwärmt. Die Messkammer enthält zusätzlich zum Heizblock ein

Magnetrührwerk, das in der Probe mit Hilfe eines Rührstabs (1000 U/Minute) für einen kontinuierlichen Fluss sorgt. Die in die Blutproben einzutauchenden Messelektroden beinhalten zwei Edelmetalldrähte, an die eine Wechselspannung im Millivoltbereich angelegt wird. Cardinal und Flower zeigten 1980, dass die Edelmetalldrähte beim Eintauchen in die Blutprobe mit einer Monoschicht von Thrombozyten überzogen werden. Dies entspricht der Equilibrierungsphase. Anschließend kann ein konstanter Impedanzwert gemessen werden. Diesem konstanten Wert wird nun am Aggregometer ein Wert von 0 Ohm zugeordnet. Die Kalibrierung des Gerätes für die jeweilige Messung erfolgte durch Zuschalten eines internen Referenzwiderstandes von 20 Ohm, dem die 50%-Markierung auf dem Bildschirm zugeordnet wurde.

Als Reagenzien wurden Arachidonsäure, ADP sowie Kollagen verwendet. Kollagen wurde gebrauchsfertig geliefert und bei +4°C bis +8°C gelagert. Arachidonsäure und ADP wurden nach Anleitung des Herstellers vor Ort aufbereitet.

<u>Arachidonsäure</u>

Das Albumin wurde mit 1 ml 0.9%iger NaCl-Lösung versetzt und unter gelegentlichem Schwenken gelöst. 0.7 ml dieser Albuminlösung wurden daraufhin zu dem Tropfen Arachidonsäure gegeben. Die Ampulle wurde nun mit Parafilm verschlossen und mittels Vortex-Mixer für mindestens 5 Minuten aufgerüttelt. Die 50 mmol Arachidonsäure enthaltende Emulsion wurde schließlich noch auf 14 je 1.5ml Eppendorf Safe-Lock Reaktionsgefäße aufgeteilt. Jedes Gefäß enthielt somit 50 µl Arachidonsäure und konnte nach Empfehlung des Herstellers in Dunkelheit bei -20°C max. 30 Tage aufbewahrt und max. dreimal aufgetaut und wieder eingefroren werden.

<u>ADP</u>

ADP wurde als Pulver geliefert und mit 5 ml physiologischer Kochsalzlösung zu einer 1 mmol ADP enthaltenen Lösung gemischt. Je 125 µl dieser Lösung wurden auf 40 1.5 ml Eppendorf Safe-Lock Gefäße verteilt und bei -20°C eingefroren.

Tabelle 1 A im Anhang zeigt alle verwendeten Geräte, Materialien, Reagenzien und Programme.

3.3.3. Durchführung einer Messung

Das Blut wurde frühestens 30 Minuten und spätestens 4 h nach Abnahme untersucht und bis zur Messung bei Raumtemperatur gelagert. Direkt vor der Entnahme des Blutes aus der Monovette wurde diese leicht geschwenkt, um eine möglichst homogene Verteilung der zellulären Blutbestandteile zu erzielen. Zunächst wurde eine 1:1 Verdünnung von 500 µl Blut mit 500 µl 0.9%iger Kochsalzlösung in eine Küvette pipettiert und diese in den Inkubationszellen innerhalb von 5 Minuten auf 37°C aufgewärmt. Anschließend wurden die Küvetten mit einem magnetischen Rührstab versehen, in die Messkammern gesetzt und mit einer Messelektrode versehen. Es folgte die Equilibrierungsphase, deren Ende man daran erkennen konnte, dass sich ein „steady state" eingestellt hatte, dem mit Hilfe des „Zero-Reglers" ein Wert von 0 Ohm zugeordnet wurde. Durch Drücken des „Calibrate-Knopfes" wurde der Referenzwiderstand von 20 Ohm zugeschaltet und diesem mit Hilfe des „Gain-Reglers" die 50% Markierung des Bildschirmes zugeordnet. Nun wurde der entsprechende Agonist zur Probe gegeben und die Änderung der Impedanz über mindestens 6 Minuten registriert und nach Abschluss der Messung durch das Programm Aggrolink in Ohm quantifiziert. Stimuliert wurden die Blutproben von Patienten, die ASS bekommen hatten, mit 10 µl Arachidonsäure (= 0.5 mM) in der einen Messzelle und 2 µl Kollagen (= 2 µg/ml) in der anderen Messzelle. Die Blutproben von Patienten, die Clopidogrel verordnet bekommen hatten, wurden mit 5 µl ADP (= 20 µM) und 2 µl Kollagen stimuliert.

3.4. Statistische Auswertung

Die statistische Auswertung erfolgte unter Verwendung des Programms SPSS 19. Getrennt nach den beiden Therapieregimes ASS 200 mg oral und ASS 500 mg i.v., die am häufigsten zum Einsatz kamen, wurden AR und ALR verglichen. Um Mittelwertsdifferenzen kontinuierlicher Variablen auf ihre statistische Signifikanz zu überprüfen, kam der t-Test nach Student zum Einsatz. Zur Ermittlung signifikanter Gruppenunterschiede kategorialer Variablen wurden Chi-Quadrat-Tests gerechnet. Es wurde ein Signifikanzniveau von 95% festgelegt. Ein signifikantes Ergebnis bedeutet somit, dass die Null-Hypothese, die eine statistische Unabhängigkeit zweier Variablen annimmt, mit einer Fehlerwahrscheinlichkeit < 5% ($p < 0.05$) verworfen werden kann. Da zwischen den Prädiktoren Korrelationen anzunehmen sind, wurden darüber hinaus multiple logistische Regressionen gerechnet. Durch die Verwendung dieses multivariaten statistischen Verfahrens konnten Korrelationen zwischen den Prädiktoren kontrolliert werden, wodurch sich aussagekräftigere Ergebnisse erzielen lassen als bei getrennter Testung einzelner Faktoren (Bortz, 1999). In einer ersten Regression wurden die beiden Therapiegruppen (ASS 200 mg oral und ASS 500 mg i.v.) zusammengefasst betrachtet. In den beiden folgenden logistischen Regressionen wurden die beiden Therapiegruppen getrennt voneinander untersucht. So konnten sowohl globale (d.h. im Rahmen von ASS-Behandlungen unabhängig von Applikationsart und Dosis zu beachtende) als auch differentielle (d.h. für die beiden Therapiegruppen spezifische) Risikofaktoren für das Kriterium ASS-Low-Response eruiert werden.

Zur Auswertung der pharmakokinetischen Versuchsreihe kamen darüber hinaus univariate Varianzanalysen zum Einsatz, um die Impedanzänderungen zu den einzelnen Messzeitpunkten der drei Therapieregimes vergleichen zu können. Dieses Verfahren wurde gewählt, um aufgrund der geringen Fallzahl alle Einzelwerte in die Berechnungen einfließen lassen zu können. (t-Tests bei verbundenen Stichproben hätten an dieser Stelle nur vollständige Wertepaare berücksichtigt, d.h. Messergebnisse, bei denen für einen Proband einer der Werte für ein Therapieregime eines Zeitpunktes fehlt, herausgelassen.)

Ein Teil der Daten der klinischen Studie ist in den Artikel „Dose-Dependent Effect of Early Antiplatelet Therapy in Acute Ischemic Stroke" in der Zeitschrift Thrombosis and Haemostasis, veröffentlicht im Januar 2012, eingeflossen.

(Meves, S.H., Overbeck, U., Endres, H.G., Krogias, C. and Neubauer, H. (2012). Dose-dependent effect of early antiplatelet therapy in acute ischaemic stroke. Thromb Haemost.,107, 69-79).

Auch ein Teil der Daten der Vorversuche wurde bereits 2011 publiziert unter dem Titel „Is there an Ideal Way to Initiate Antiplatelet Therapy with Aspirin? A crossover study on healthy volunteers evaluating different dosing schemes with whole blood aggregometry" in BMC Research Notes.

(Meves, S.H., Neubauer, H., Overbeck, U. and Endres, H.G. (2011). Is there an ideal way to initiate antiplatelet therapy with aspirin? A crossover study on healthy volunteers evaluating different dosing schemes with whole blood aggregometry. BMC Res Notes, 4, 106).

Die Verfasserin dieser Arbeit hat einen Teil der Datenakquise, der Aufklärungsgespräche der Patienten sowie Blutentnahmen, aggregometrischen Messungen im Labor sowie Aufbereitung der Reagenzien selbstständig durchgeführt. Die hier vorgestellten statistischen Auswertungen sind von der Verfasserin selbstständig und ausschließlich für diese Dissertationsschrift angefertigt worden.

4. Ergebnisse

4.1. Pharmakokinetische Versuchsreihe

In die pharmakokinetische Versuchsreihe wurden 12 gesunde Probanden (sechs Frauen und sechs Männer) in einem mittleren Alter von 34.8 (SD 9.2) Jahren eingeschlossen. Die Arachidonsäure-induzierte Impedanzänderung der drei verschiedenen Therapieregimes unterschied sich zu Beginn der Untersuchung (Basiswert, d.h. vor der ASS-Applikation) nicht signifikant voneinander: Im Mittel betrug sie 15.3 (± 2.1) Ω vor der Applikation von ASS 500 mg i.v. (Regime 1), 13.6 (±4.4) Ω im Regime 2 (ASS 500 mg oral) und 13.2 (± 2.3) Ω im Regime 3 (ASS 200 mg oral). Die Konsistenzprüfung ergab nach Stimulation mit AA einen Mittelwert von 14.1Ω mit einer Standardabweichung (SD) von 1.4 Ω. Der sich aus diesem Verhältnis berechnende Variationskoeffizient wies mit einem Wert von 0.099 auf eine gute Retest-Reliabilität dieses Messverfahrens hin.

Während die intravenöse Gabe von 500 mg ASS konsistent (d.h. bei allen 12 Probanden) innerhalb von 30 sec. zu einer ausreichenden Plättchenhemmung (Impedanzänderung von 0 Ω) führte, zeigten die anderen beiden Therapieregimes sowohl große inter- als auch intraindividuelle Unterschiede. Im Mittel trat eine vollständige Hemmung der Plättchenaggregation nach Behandlung mit ASS 500 mg oral nach 74 Minuten (Min. 7.5 Minuten, Max. 360 Minuten) und nach Verabreichung von 200 mg nach 7.2 h (432 Minuten, Min. 5 Minuten, Max. 48 h) ein. Die Standardabweichungen lagen bei 105 Minuten (ASS 500 mg) und 865 Minuten (14.4 h) (ASS 200 mg). Die nachfolgende Abbildung 1 demonstriert den Anteil von Probanden mit ausreichender Plättchenhemmung in Abhängigkeit von den jeweiligen Therapieregimes. Sie zeigt anschaulich, dass nur die intravenöse Applikation von ASS zu einer zuverlässigen und direkten Hemmung führte. Bei oraler Verabreichung hingegen reagierten die einzelnen Probanden unterschiedlich schnell, zudem konnte bei einer Dosis von 200 mg ASS selbst am nächsten Tag noch keine 100%ige Quote von Probanden mit ausreichender Plättchenhemmung erreicht werden.

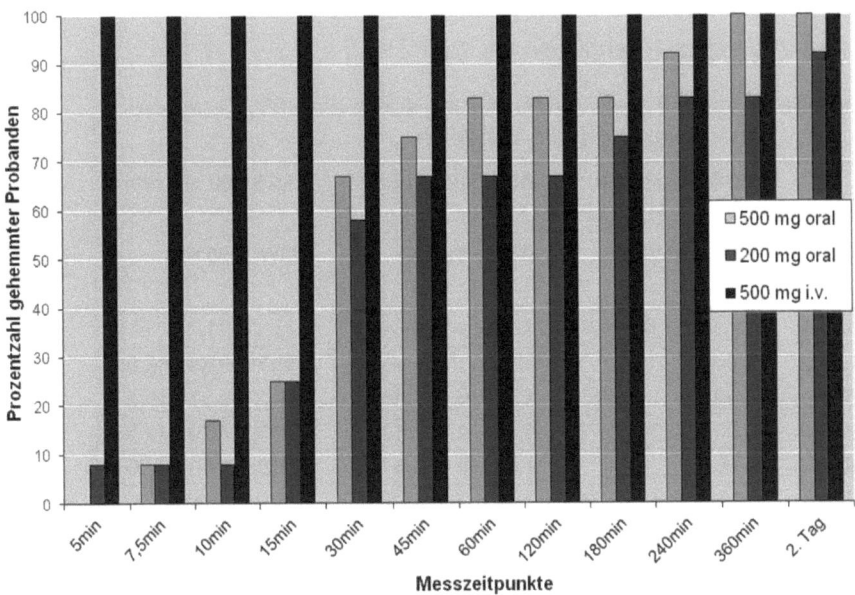

Abbildung 1: Prozentzahl von Probanden mit ausreichender Plättchenhemmung unterteilt nach Therapieregime

Zu einem ähnlichen Schluss kommt man bei der Betrachtung der mittleren Impedanzänderungen zu den jeweiligen Untersuchungszeitpunkten. Auch hier zeigten sich für das intravenöse Regime sehr enge Konfidenzintervalle (KI) der mittleren Impedanzänderung, was auf eine hohe Konkordanz der Messergebnisse der einzelnen Probanden hinweist. Im Gegensatz dazu nahm die mittlere Impedanzänderung in den beiden oralen Regimes im Verlauf des Versuchs nur langsam ab. Sehr weite Konfidenzintervalle wiesen außerdem auf große interindividuelle Differenzen hin. Weiterhin unterschieden sich die beiden oralen Regimes nicht signifikant voneinander, sodass unabhängig von der Dosis die Darreichungsform die entscheidende Rolle zu spielen scheint. Tabelle 2 zeigt die mittlere Impedanzänderung sowie deren 95%KI der drei Therapieregimes im Vergleich. Die letzte Spalte beinhaltet die Ergebnisse der Signifikanztests (p-Werte der t-Tests), in denen die einzelnen Messzeitpunkte der beiden oralen Therapieregimes (ASS 500 sowie 200 mg oral) verglichen wurden.

Tabelle 2: mittlere Impedanzänderung sowie die 95%-KI der drei Therapiegruppen im Vergleich

	ASS 500 mg i.v.		ASS 500 mg oral		ASS 200 mg oral		P-Wert (500 vs. 200 mg oral)
	MW	95%KI	MW	95%KI	MW	95%KI	
Basal	15.33	14.0 - 16.67	13.58	10.78 - 16.38	13.17	11.71 - 14.63	0.774
5 min	0.00		12.83	10.24 -15.43	12.75	9.88 - 15.62	0.963
10 min	0.00		11.55	6.87 - 16.22	12.25	9.37 - 15.13	0.775
15 min	0.20	-0.36 - 0.76	8.25	4.43 - 12.07	9.33	5.39 - 13.28	0.669
30 min	0.00		4.55	0.57 - 8.52	3.75	0.60 - 6.90	0.730
45 min	0.25	-0.55 - 1.05	2.82	-0.04 - 5.68	3.40	-0.31 - 7.11	0.781
60 min	0.20	-0.36 - 0.76	1.60	-0.34 - 3.54	3.92	0.06 - 7.77	0.278
120 min	0.20	-0.36 - 0.76	1.67	-0.88 - 4.22	3.45	-0.68 - 7.59	0.445
180 min	0.00		2.67	-1.67 - 7.00	1.30	-1.16 - 3.76	0.486
240 min	0.20	-0.36 - 0.76	2.67	-8.81 - 14.14	1.75	-1.00 - 4.50	0.717
Tag 2	0.14	-0.21 - 0.49	3.33	-1.01 - 7.68	3.00	-1.01 - 7.68	0.874

Die Abbildungen 2 und 3 veranschaulichen die mittlere Impedanzänderung in den beiden Therapieregimes mit oraler Einnahme im zeitlichen Verlauf.

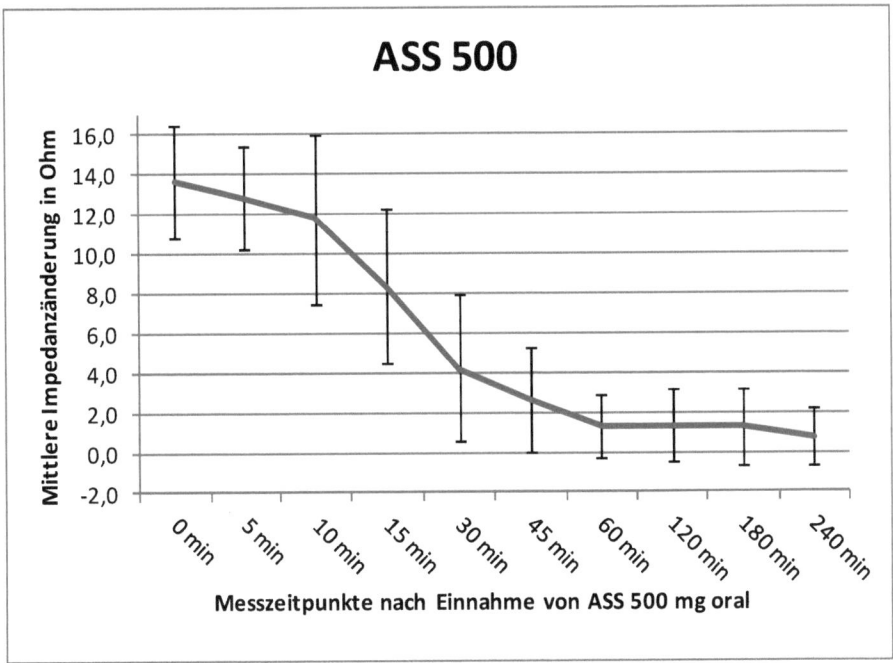

Abbildung 2: mittlere Impedanzänderung sowie 95%-KI des Regime 2 im Verlauf

Dargestellt sind sowohl der Mittelwert (blaue Linie) als auch das 95%-Konfidenzintervall der Impedanzänderung (schwarze vertikale Linien) nach Stimulation mit AA. Zu sehen sind zum einen eine deutliche Impedanzreduktion zwischen 10 und 30 Minuten sowie eine hohe interindividuelle Variabilität, die sich in einem weiten 95%-Konfidenzintervall zeigt.

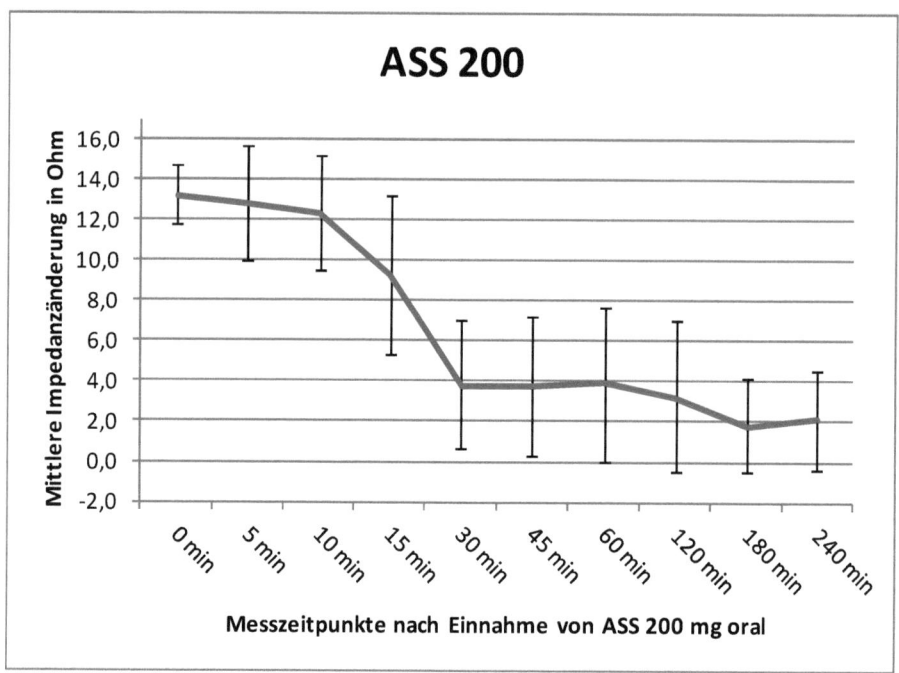

Abbildung 3: mittlere Impedanzänderung sowie 95%-KI des Regime 3 im Verlauf

Auch im Regime 3 erkennt man eine deutliche Abnahme der Impedanzänderung nach Stimulation mit AA zwischen 10 und 30 Minuten sowie weite 95%-Konfidenzintervalle, welche auf eine hohe Variabilität der einzelnen Werte hinweisen.

Die beiden folgenden Abbildungen (4 und 5) zeigen die Werteverteilungen zu den einzelnen Untersuchungszeitpunkten in den Regimes 2 und 3. Die Boxplotdiagramme veranschaulichen zunächst einmal den Median (bzw. das 50%-Perzentil) als schwarze Linie innerhalb der blauen Boxen. Die obere Grenze der blauen Box kennzeichnet das 25%-Perzentil und die untere Grenze das 75%-Perzentil der jeweiligen Impedanzänderung in Ohm. Die Whiskers geben den kleinsten und den größten Wert zum jeweiligen Messzeitpunkt an, der noch keinen Ausreißer oder Extremwert darstellt. Die Kreise bilden Ausreißer ab, d.h. Werte, die um mehr als das 1.5-fache vom

Wertebereich mit den mittleren 50% der Werte (blaue Boxen) abweichen. Die Sterne stellen Extremwerte dar, die um mehr als das 3fache von diesem Wertebereich abweichen (Brosius, 2011). Die beiden Boxplotdiagramme zeigen besonders gut die hohe interindividuelle Streuung in der Reaktion auf das gleiche Medikament. Auch hier erkennt man eine besonders deutliche Reduktion der Mittelwerte der Impedanzänderung zwischen 10 und 30 Minuten nach der Einnahme von ASS. Bemerkenswert ist zudem, dass in diesem Zeitfenster auch die größten interindividuellen Unterschiede, erkennbar an der Größe der Boxen, zu verzeichnen sind. Darüber hinaus lassen die beiden Abbildungen erkennen, dass die Streuung der Impedanzänderung nach Einnahme von 200 mg ASS noch größer ist, als nach der Einnahme von ASS 500 mg.

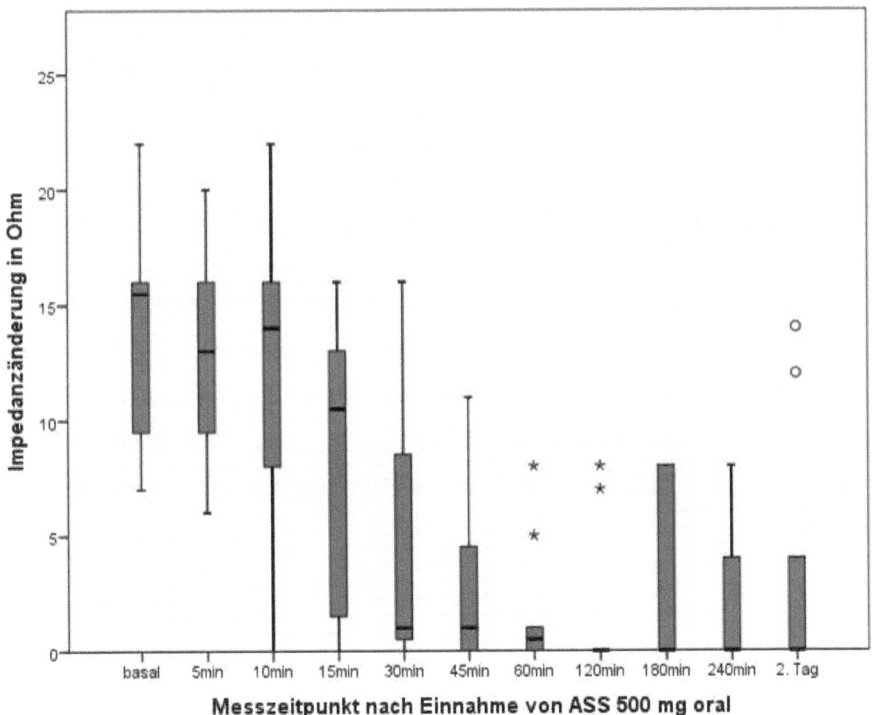

Abbildung 4: Werteverteilung zu den einzelnen Untersuchungszeitpunkten im Regime 2

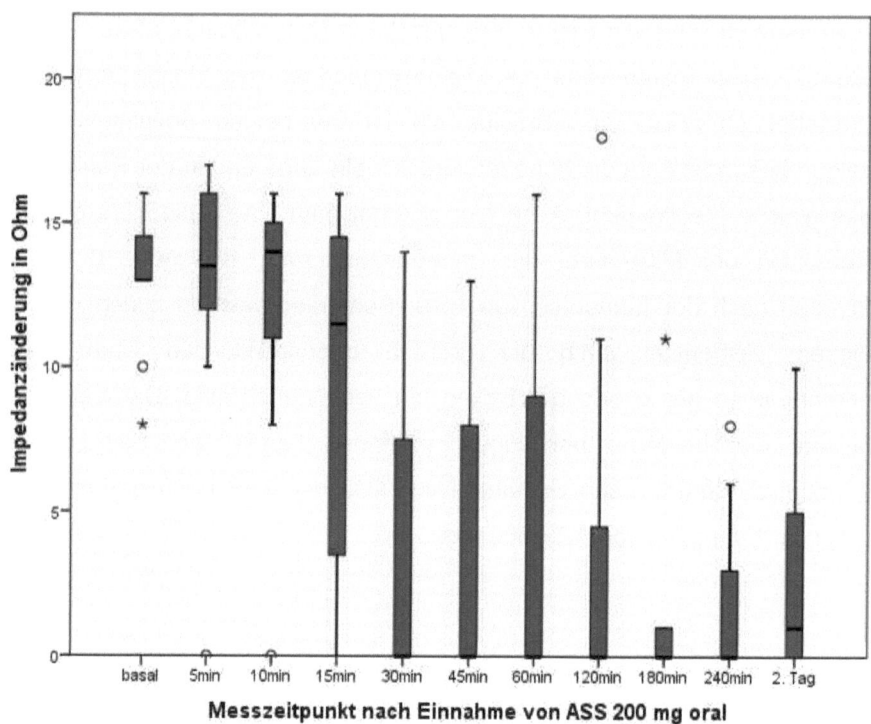

Abbildung 5: Werteverteilung zu den einzelnen Untersuchungszeitpunkten im Regime 3

Tabelle 3 zeigt den Beginn der ausreichenden Plättchenhemmung (Impedanzänderung = 0 Ω) für jeden Probanden in den beiden Untersuchungsreihen mit oraler Medikation. In der letzten Spalte ist darüber hinaus die intraindividuelle Abweichung zwischen diesen beiden Versuchsreihen (Differenz zwischen dem Wirkbeginn beider Versuchsreihen) aufgeführt.

Tabelle 3: Wirkbeginn im Regime 2 und 3 in Minuten

Proband	ASS 500 mg oral	ASS 200 mg oral	intraindividuelle Abweichung
1	30	120	90
2	30	180	150
3	30	15	15
4	30	30	0
5	45	5	40
6	7.5	45	37.5
7	30	30	0
8	10	30	20
9	240	15	225
10	15	1680	1665
11	60	30	30
12	360	2880	2520

Tabelle 3 veranschaulicht die teilweise hohe intraindividuelle Variablilität bei zweimaliger oraler Verabreichung von ASS. Die durchschnittliche intraindividuelle Abweichung beträgt 399 Minuten (6.66 h). Insbesondere die Probanden 9, 10 und 12 (fett hinterlegt) mit einer Abweichung von bis zu 2520 Minuten (42 h) weisen darauf hin, dass instabile Faktoren (wie z.B. der Füllungszustand des Magens) einen starken Einfluss auf die Resorption von ASS haben müssen. Darüber hinaus machen die Ergebnisse der Probanden 3, 5, 9 und 11 (grau hinterlegt) deutlich, dass eine höhere Dosis nicht unbedingt zu einem schnelleren Wirkeintritt führt.

Bei neun Probanden konnte darüber hinaus der Wirkverlust der Thrombozytenhemmung nach Absetzen der ASS-Medikation dokumentiert werden. Nach der Einnahme von ASS 200 mg (für zwei Tage) und ASS 100 mg (für fünf Tage) hatten zwei Probanden direkt am nächsten Tag wieder ihren Ausgangswert erreicht, zwei weitere ca. 48 h nach der letzten ASS-Einnahme, drei Probanden nach 72h und zwei Probanden erreichten ihren Ausgangswert erst nach 96h (4 Tagen) wieder. Nach der Einnahme einer

Einzeldosis ASS 500 mg war die Thrombozytenhemmung bei drei Probanden am nächsten Tag wieder normwertig, bei drei Probanden nach 48h und bei weiteren drei Personen nach ca. 72h.

Insgesamt zeigen die Ergebnisse der pharmakokinetische Versuchsreihe, dass erstens nur die intravenöse Gabe von ASS zu einer zuverlässigen und direkten Hemmung führte, zweitens bei oraler Gabe sowohl große intra- als auch interindividuelle Unterschiede im Ansprechen auf ASS auftraten und drittens keine signifikanten Unterschiede in den Impedanzänderungen zwischen der Einnahme von 200 mg oder 500 mg ASS bestanden. Diese zentralen Ergebnisse wurde bereits 2011 in der Zeitschrift BMC Research Notes veröffentlicht (Meves, Neubauer, Overbeck and Endres, 2011). Für die vorliegende Arbeit wurden die Daten neu analysiert. Eine unterschiedliche methodische Herangehensweise führte zu geringfügigen Differenzen in einzelnen quantitativen Auswertungen, ohne die zentralen Ergebnisse zu verändern.

4.2. Klinische Studie

Im Folgenden werden nun die Ergebnisse der klinischen Studie dargestellt. Einschränkend muss den Ergebnissen vorausgeschickt werden, dass bei Patienten mit einem akuten Schlaganfall keine engmaschigen Kontrollen der Thrombozytenfunktion und somit auch nicht die Erfassung des genauen Beginns einer ausreichenden Hemmung möglich war. Es war jedoch möglich an einer sehr großen Anzahl von Patienten, ca. 48h nach Therapiebeginn die Thrombozytenfunktion zu erheben.

4.2.1. Stichprobe

Die Stichprobe bestand aus 208 Männern (49.1%) sowie 216 (50.9%) Frauen und hatte einen Altersdurchschnitt von 69.8 Jahren (Min. 22, Max. 97, SD 14.6) und einen durchschnittlichen BMI von 26.61 (Min. 18.37, Max. 67.75, SD 4.54). Ein durchschnittlicher NIHSS-Wert von 3.03 (Min. 0, Max. 33, SD

4.66) sowie ein durchschnittlicher Rankin-Scale-Wert von 1.83 (Min. 0, Max. 5, SD 1.66) wies die Stichprobe als eher gering betroffen aus.

235 Patienten (55.4%) erhielten eine orale Therapie mit 200 mg ASS, 122 Patienten (28.8%) bekamen 500 mg ASS i.v. appliziert. ASS 100 mg oral erhielten 35 Patienten (8.3%), 32 (7.5%) Patienten wurden mit Clopidogrel behandelt. Die Entscheidung, welcher Patient mit welcher Therapie behandelt wurde, erfolgte nicht randomisiert, sondern wurde von den behandelnden Ärzten getroffen. Patienten, deren Schluckvermögen möglicherweise eingeschränkt war und bei denen eine Aspiration zu befürchten war, bekamen eine intravenöse Therapie. Patienten, bei denen bereits in der Vormedikation Clopidogrel z.B. nach kardialem Stent enthalten war oder bei denen ASS-Unverträglichkeiten bekannt waren, erhielten überwiegend weiterhin Clopidogrel.

Insgesamt lag die Low-Responder-Rate der Stichprobe für ASS bei 27.6% (N = 108, von 392 mit ASS behandelten Patienten) und für Clopidogrel bei 47%.

4.2.2. Vergleich der vier Therapieregimes bezüglich der ALR-Quote

Insgesamt unterschied sich die Rate der Low-Responder in den vier Therapiegruppen signifikant (ASS 500 mg intravenös, ASS 100 mg oder 200 mg oral sowie 75 mg Clopidogrel oral). Sie war in der Gruppe der Patienten, die 500 mg ASS i.v. verordnet bekommen hatte, mit 17% am geringsten; in der Gruppe, die ASS oral einnahm mit 32% (ASS 200 mg) und 34% (ASS 100 mg) (fast) doppelt so hoch. Die Einnahme von Clopidogrel 75 mg (ohne Loading-Dosis mit 300 - 600 mg, wie es beispielsweise in der Kardiologie nach Stent-Implantation Standard ist) führte zu der höchsten Low-Responder-Rate von 47%. Ähnliche Ergebnisse, die auf der Grundlage einer erweiterten Datenbasis und eigenständiger statistischer Analyse ermittelt wurden, sind 2012 in der Zeitschrift Thrombosis and Haemostasis veröffentlicht worden (Meves, Overbeck, Endres, Krogias and Neubauer, 2012).

Abbildung 6 veranschaulicht die (absoluten) Patientenzahlen in den jeweiligen Therapiegruppen sowie deren Aufteilung in AR (grüne Balken) und ALR (rote Balken). Abbildung 7 zeigt die ALR-Raten (in Prozent) der vier Therapieformen im Vergleich.

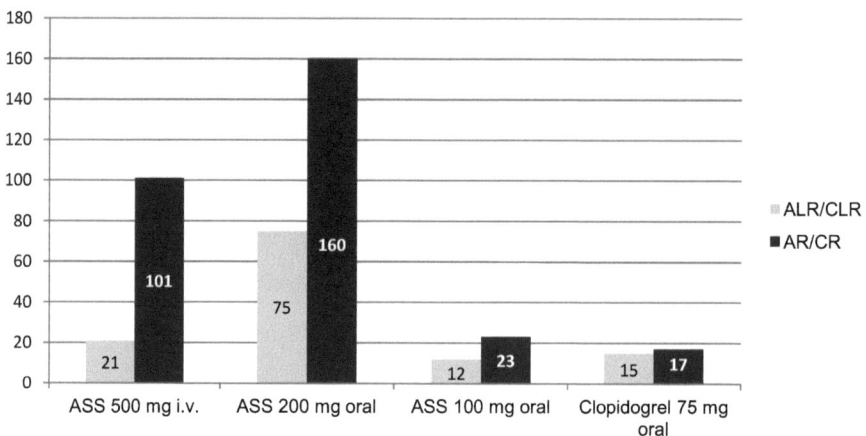

Abbildung 6: Vergleich der ALR und der AR getrennt nach Therapiegruppe in absoluten Zahlen

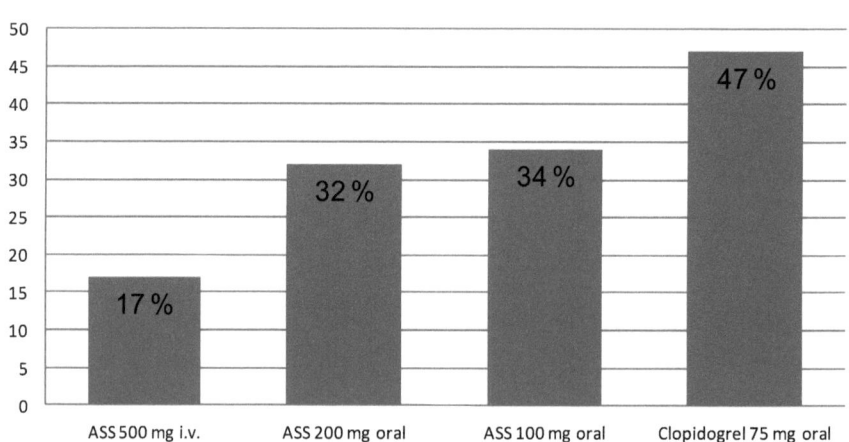

Abbildung 7: Low-Response-Raten der vier Therapiegruppen im Vergleich

Im Folgenden werden nun diejenigen Patienten, die innerhalb von 48h ausreichend auf eine Therapie mit ASS angesprochen haben, mit denjenigen

Patienten verglichen, bei denen dies nicht der Fall war. So konnten Charakteristika und Begleitumstände ermittelt werden, die ein Ansprechen auf ASS wahrscheinlicher oder unwahrscheinlicher machen und somit als eher protektiv oder gefährdend einzustufen sind. Aufgrund der geringen Patientenzahlen mit einer Behandlung mit ASS 100 mg sowie Clopidogrel 75 mg wurden diese beiden Gruppen bei den folgenden statistischen Auswertungen nicht weiter berücksichtigt.

Der Vergleich der beiden Patientengruppen (500 mg ASS i.v. vs. ASS 200 mg oral) zeigte, dass sich diese in wesentlichen soziodemografischen und medizinisch relevanten Parametern unterschieden, was evtl. auf die Entscheidung der Zuordnung zu den Gruppen durch die behandelnden Ärzte zurückzuführen sein könnte. Die Patienten mit intravenöser ASS-Gabe waren im Durchschnitt älter ($p = 0.00000006$), hatten einen geringeren BMI ($p = 0.033$), einen höheren NIHS-Score ($p = 0.00000002$), höhere Leukozytenzahlen ($p = 0.005$), einen geringeren Hb-Wert ($p = 0.000000004$) und einen höheren CRP-Wert ($p = 0.008$) (vgl. auch Tabelle 4 A im Anhang). Darüber hinaus waren in der intravenös-behandelten Kohorte mehr Frauen ($p = 0.01$), die Patienten litten häufiger an arterieller Hypertonie ($p = 0.002$) und VHF ($p = 0.001$), sie hatten häufiger bereits eine TIA oder einen Schlaganfall gehabt ($p = 0.005$) und sie nahmen häufiger als Begleitmedikation Kalziumantagonisten ($p = 0.026$), Diuretika ($p = 0.042$) sowie Statine ($p = 0.022$) ein (vgl. auch Tabelle 5 A im Anhang).

4.2.3. Vergleich der ALR und der AR

Zur Überprüfung der Fragestellungen, ob es Prädiktoren einer ALR gibt, wurden zunächst die ALR und AR mittels univariater Verfahren therapieübergreifend verglichen. Hierzu wurden die beiden Therapiegruppen ASS 200 mg oral und ASS 500 mg i.v. in einer Analyse zusammengefasst. Für kontinuierliche Variablen kamen t-Tests und für kategoriale Variablen

Chi-Quadrat-Tests zum Einsatz. Tabelle 4 zeigt für kontinuierliche Variablen jeweils den Mittelwert sowie die SD der Responder im Vergleich zu den Low-Respondern. Bei kategorialen Variablen ist der Prozentwert sowie in Klammern die absolute Zahl der Patienten, auf die das Kriterium zutrifft, angegeben. In der letzten Spalte findet sich das Ergebnis des jeweiligen Signifikanztests (p-Wert) zwischen ALR und AR.

Tabelle 4: Therapieübergreifender Vergleich der ALR und AR

	Responder	Low-	p-
Demographische Daten			
Alter (in Jahren)	71.1 ± 14.3	67.8 ± 15.0	0.064
Weibliches Geschlecht	52.5 (137)	53.1 (51)	1.000
BMI (in kg/m²)	26.97 ± 4.9	25.60 ± 4.6	0.018
NIHSS	3.2 ± 4.9	2.8 ± 4.7	0.446
ASS in der	31.8 (83)	28.1 (27)	0.522
Risikofaktoren			
aHT	84.3 (220)	80.2 (77)	0.425
D.M.	25.4 (66)	16.7 (16)	0.090
Nikotinabusus	21.1 (55)	22.9 (22)	0.772
Fettstoffwechselstörung	49.8 (130)	38.5 (37)	0.073
VHF	12.6 (33)	11.5 (11)	0.857
Vorangegangene/r TIA/	21.1 (55)	14.6 (14)	0.226
Laborparameter			
Thrombozyten (x 10^9/l)	213.3 ± 62.9	242.1 ± 76.2	0.000
Leukozyten (x 10^9/l)	7.35 ± 2.7	7.98 ± 2.7	0.054
Hämoglobin (g/dl)	13.3 ± 1.7	13.5 ± 1.9	0.393
Gesamtcholesterin	200.6 ± 46.5	190.34 ± 43.3	0.060
Kreatinin(mg/dl)	0.93 ± 0.3	0.90 ± 0.3	0.324
HbA1c (%)	6.24 ± 1.1	6.16 ± 1.2	0.495
CRP(mg/l)	14.8 ± 40.1	16.4 ± 39.9	0.743
Begleitmedikation			
ß-Blocker	34.9 (91)	31.2 (30)	0.614
ACE-Hemmer / AT1-	48.7 (127)	43.8 (42)	0.473
Kalziumantagonist	23.0 (60)	12.5 (12)	0.037
Nitrat	6.1 (16)	3.1 (3)	0.424
NSAR	5.4 (14)	7.3 (7)	0.459
PPI	97.7 (255)	94.8 (91)	0.174
Statin	22.7 (59)	20.8 (20)	0.775
Diuretikum	42.9 (112)	35.4 (34)	0.226
Akuttherapie			
Therapiefor 500 mg i.v.	82.8 (101)	17.2 (21)	0.004
m 200 mg	68.1 (160)	31.9 (75)	

Angegeben ist in den Spalten 2 und 3 für kontinuierliche Variablen der MW und die SD und für kategoriale Variablen der Prozentwert sowie in Klammern die absolute Anzahl der Patienten, auf die dieses Kriterium zutrifft

Signifikante Unterschiede fanden sich für die Variablen BMI, Thrombozytenzahlen, eine Komedikation mit Kalziumantagonisten sowie die

Therapieform. ALR hatten einen signifikant niedrigeren BMI-Wert, höhere Thrombozytenzahlen und wurden seltener mit einem Kalziumantagonisten behandelt. Darüber hinaus bestand ein signifikanter Einfluss auf die ASS-Response durch die ASS-Darreichungsform. So lag der Anteil der Responder in der intravenös therapierten Gruppe mit 82.8% signifikant höher als in der oral therapierten Gruppe, in der sich nur 68.1% Responder befanden. ALR und AR unterscheiden sich somit nicht nur hinsichtlich ihrer Therapieform sondern auch in weiteren Charakteristika und Begleitumständen.

Die univariate Betrachtungsweise hat jedoch den Nachteil, dass möglicherweise sich überlagernde Einflüsse der Prädiktoren zu einer Überschätzung des Einflusses einzelner Variablen führen können. Um diese mögliche Verzerrung auszuschalten, kamen daher darüber hinaus multivariate Verfahren (in Form von multiplen logistischen Regressionen) zum Einsatz. So konnten unabhängige Prädiktoren einer ASS-Low-Response benannt werden, d.h. Variablen, die adjustiert für alle anderen eingeschlossenen Variablen, einen signifikanten Vorhersagewert für eine unzureichende Reaktion auf ASS haben.

Therapieübergreifend (d.h. die Daten der beiden Therapiegruppen ASS 200 mg oral und 500 mg i.v. werden zusammengefasst) ergab die logistische Regression signifikante Ergebnisse für die Variablen Therapieform, BMI, D.M., Thrombozytenzahlen sowie den Gesamtcholesterinwert. Patienten, die ASS 500 mg i.v. bekamen, hatten ein deutlich niedrigeres Risiko, nicht adäquat auf ASS zu reagieren (OR 0.38; 95%KI 0.18 - 0.74; p = 0.005). Selbst wenn der Einfluss aller weiteren Variablen im Modell kontrolliert wurde, hatte die Applikationsart von ASS einen signifikanten Einfluss auf die Wahrscheinlichkeit ein ALR zu sein. Die logistische Regression zeigte darüber hinaus, dass die Variablen BMI, D.M., Thrombozytenzahlen sowie der Gesamtcholesterinspiegel auch dann einen Einfluss auf die ASS-Wirksamkeit hatten, wenn das Modell für die Therapiegruppenzugehörigkeit adjustiert wurde.

Ein höherer BMI-Wert ging mit einem leicht verringerten Risiko einer ASS-Low-Response einher (OR: 0.93; 95%KI 0.87 – 1.0; p = 0.043). Lag als Komorbidität ein D.M. vor, verringerte sich das Risiko auf eine ASS-Medikation nicht ausreichend zu reagieren um den Faktor 2.7 (OR: 0.38; 95%KI 0.16 – 0.91; p = 0.0321). Anzumerken ist jedoch, dass sich die HbA1c-Werte von Respondern und Low-Respondern nicht signifikant voneinander unterschieden. Ein höherer Gesamtcholesterinspiegel senkte das Risiko einer nicht ausreichenden Plättchenhemmung signifikant (OR: 0.99; 95%KI 0.99 – 1.00; p = 0.044). Höhere Thrombozytenzahlen stellten hingegen einen Risikofaktor für eine eingeschränkte ASS-Wirksamkeit dar: Stiegen die Thrombozytenzahlen um 1/µl erhöhte sich die Wahrscheinlichkeit einer Low-Response um 1.00001 (OR: 1.00001; 95%KI 1.000002 – 1.0001; p= 0.007). Bei einer Erhöhung der Thrombozyten um einen klinisch relevanten Betrag von beispielsweise 150.000/µl auf 200.000/µl, steigt das Risiko einer Low-Response um das 1.65 fache ($OR_{50000}=1.00001^{50000}=1.65$), vgl. Bender, Ziegler und Lange (2007).

Senkt man das Signifikanzniveau auf 90% ab, stellten darüber hinaus eine Fettstoffwechselstörung sowie eine Komedikation mit Kalziumantagonisten sowie PPI einen Protektor gegen eine ASS-Low-Response dar. Allerdings erhöht sich damit der Alpha-Fehler, der die Wahrscheinlichkeit angibt, eine Hypothese anzunehmen, obwohl sie falsch ist, auf 10%.

Die Varianzaufklärung dieses Modells betrug – ausgedrückt als Nagelkerkes R² - 21.6%. Dies zeigt, dass noch viele bzw. bedeutende Variablen, die in dem vorliegenden Modell noch nicht enthalten sind, zur Differenzierung zwischen AR und ALR beitragen müssen. 21.6 % der Unterschiede zwischen ALR und AR können durch die Variablen dieses Modells erklärt werden. Tabelle 5 gibt die Ergebnisse dieser logistischen Regression wieder. Angegeben sind der Regressionskoeffizient (RK), das Odds Ratio (OR), das untere sowie obere Konfidenzintervall und der p-Wert.

Tabelle 5: Ergebnisse der logistischen Regression für ASS-Low-Response therapieübergreifend

	RK	OR	95% KI – unterer Wert	95% KI – oberer Wert	p-Wert
Demographische Daten					
Alter (in Jahren)	-0.01	0.99	0.97	1.02	0.482
Weibliches Geschlecht	0.09	1.10	0.57	2.12	0.781
BMI (in kg/m²)	-0.07	0.93	0.87	1.00	0.043
NIHSS	-0.02	0.98	0.91	1.05	0.481
ASS in der Vormedikation	-0.08	0.92	0.46	1.85	0.818
Risikofaktoren					
aHT	0.62	1.85	0.78	4.42	0.164
D.M.	-0.98	0.38	0.16	0.91	0.031
Nikotinabusus	-0.33	0.72	0.35	1.46	0.360
Fettstoffwechselstörung	-0.55	0.58	0.31	1.06	0.074
VHF	0.33	1.39	0.57	3.36	0.471
Vorangegangene/r TIA/ Stroke	-0.25	0.78	0.34	1.80	0.563
Laborparameter					
Leukozyten (x 10^9/l)	0.0001	1.0001	1.0000	1.0002	0.118
Hämoglobin (g/dl)	0.11	1.12	0.89	1.41	0.326
Thrombozyten (x 10^9/l)	0.00001	1.00001	1.00000	1.00001	0.007
Kreatinin (mg/dl)	-0.16	0.85	0.30	2.44	0.766
Gesamtcholesterin (mg/dl)	-0.01	0.99	0.99	1.00	0.044
HbA1c (%)	0.19	1.21	0.87	1.68	0.266
CRP (mg/l)	-0.002	0.998	0.99	1.01	0.589
Begleitmedikation					
ß-Blocker	-0.03	0.97	0.53	1.79	0.926
Nitrat	0.12	1.13	0.27	4.72	0.871
Kalziumantagonist	-0.79	0.45	0.20	1.01	0.053
ACE-Hemmer / AT1-Blocker	-0.21	0.81	0.41	1.58	0.532
NSAR	0.82	2.27	0.75	6.85	0.148
Diuretikum	-0.10	0.91	0.45	1.82	0.785
Statin	0.17	1.19	0.58	2.44	0.642
PPI	-1.32	0.27	0.06	1.18	0.082
Therapieregime	-1.003	0.37	0.18	0.74	0.005

4.2.3.1. Vergleich von ALR und AR getrennt nach Therapieregime

Da vorstellbar ist, dass die beiden Applikationsarten (oral vs. intravenös) von ASS in ihrer Wirksamkeit von unterschiedlichen Faktoren beeinflusst werden, folgt an dieser Stelle eine Auswertung getrennt nach Applikationsart. Sowohl für das Therapieregime mit einer oralen Gabe von 200 mg ASS als auch für das Regime, in dem 500 mg ASS intravenös verabreicht wurden, folgen t- bzw. Chi-Quadrat-Tests sowie logistische Regressionen. So konnten Prädiktoren für eine ASS-Low-Response ermittelt werden, die nur einen Einfluss auf die orale bzw. nur auf die intravenöse Applikation von ASS haben. Darüber hinaus konnte die Varianzaufklärung für das Therapieregime ASS 500 mg i.v. auf 50.1 % gesteigert werden.

4.2.3.1.1. Therapieregime ASS 200 mg oral

In dem Patientenkollektiv, das ASS 200 mg oral einnahm, ergaben t- bzw. Chi-Quadrat-Tests für die Variablen BMI, D.M., Thrombozytenzahl sowie Gesamtcholesterinwert einen signifikanten Unterschied zwischen ASS-Respondern und Low-Respondern. Die Kohorte der ALR hatte im Mittel einen signifikant niedrigeren BMI (25.83 kg/m² vs. 27.55 kg/m², p = 0.013), einen signifikant niedrigeren Gesamtcholesterinspiegel (192.1 mg/dl vs. 204.3 mg/dl, p= 0.047) sowie hoch-signifikant höhere Thrombozytenzahlen (240.5 x 10^9/l vs. 214.7 x 10^9/l, p= 0.003). In der Gruppe der ALR war der Prozentsatz der Diabetiker mit 14.7% signifikant niedriger (p= 0.048) als in der Gruppe der AR (26.3%). Alle übrigen Variablen zeigten keine signifikanten Unterschiede (siehe dazu auch Tabelle 6).

Tabelle 6: Vergleich der Responder und Low-Responder in der ASS-200-Kohorte

	Responder	Low-	p-Wert
Demographische Daten			
Alter (in Jahren)	68.1 ± 14.6	65.8 ± 15.5	0.285
Weibliches Geschlecht	45.6 (73)	52.0 (39)	0.362
BMI (in kg/m²)	27.55 ± 5.4	25.83 ± 3.47	0.013
NIHSS	1.7 ± 2.2	2.2 ± 4.1	0.291
ASS in der Vormedikation	31.3 (50)	29.3 (22)	0.766
Risikofaktoren			
aHT	79.4 (127)	77.3 (58)	0.721
D.M.	26.3 (42)	14.7 (11)	0.048
Nikotinabusus	23.1 (37)	25.3 (19)	0.711
Fettstoffwechselstörung	51.9 (83)	42.7 (32)	0.188
VHF	8.8 (14)	6.7 (5)	0.585
Vorangegangene/r TIA/	15.0 (24)	14.7 (11)	0.947
Laborparameter			
Thrombozyten (x 10^9/l)	214.7 ±	240.5 ± 73	0.003
Leukozyten (x 10^9/l)	7.05 ± 2.41	7.53 ± 2.39	0.160
Hämoglobin (g/dl)	13.8 ± 1.5	13.7 ± 1.8	0.619
Gesamtcholesterin	204.3 ± 43	192.1 ± 44.7	0.047
Kreatinin(mg/dl)	0.92 ± 0.23	0.86 ± 0.29	0.119
HbA1c (%)	6.25 ± 0.97	6.05 ± 0.86	0.131
CRP(mg/l)	11.2 ± 36.8	10.3 ± 32.6	0.860
Begleitmedikation			
ß-Blocker	37.5 (60)	28.0 (21)	0.153
ACE-Hemmer / AT1-	50.6 (81)	40.0 (30)	0.128
Kalziumantagonist	18.8 (30)	12.0 (9)	0.195
Nitrat	5.6 (9)	4.0 (3)	0.598
NSAR	3.8 (6)	6.7 (5)	0.324
PPI	98.8 (158)	94.7 (71)	0.064
Statin	18.2 (29)	18.7 (14)	0.937
Diuretikum	40.0 (64)	30.7 (23)	0.167

Angegeben ist in den Spalten 2 und 3 für kontinuierliche Variablen der MW und die SD und für kategoriale Variablen der Prozentwert sowie in Klammern die absolute Anzahl der Patienten, auf die dieses Kriterium zutrifft

Die logistische Regression ergab in der ASS-200-Kohorte signifikante Ergebnisse für die Variablen Thrombozytenzahlen sowie Gesamtcholesterin.

Kontrolliert für alle anderen eingeschlossenen Variablen zeigte sich für die Thrombozytenzahlen ein Odds Ratio (OR) von 1.00001 (95%KI 1.0000001 - 1.00001; p= 0.048) für das Vorliegen einer ASS-Low-Response. Pro gestiegener Einheit der Thrombozytenzahl (1/µl), erhöhte sich daher das Risiko einer ASS-Low-Response um den Faktor 1.00001. Für das Gesamtcholesterin ergab sich ein OR von 0.99 (95%KI 0.98 - 1.0; p= 0.038). Pro gestiegener Einheit des Gesamtcholesterins verringert sich die Wahrscheinlichkeit ein ALR zu sein daher um den Faktor 1.01. Während sowohl der BMI als auch eine Komorbidität mit D.M. in der univariaten Betrachtungsweise signifikant mit einer ASS-Low-Response assoziiert sind, leisten diese in der multivariaten Betrachtungsweise keinen signifikanten Erklärungsbeitrag.

Die Varianzaufklärung dieses Modells lag bei 22.6% und war damit ähnlich wie beim Gesamtmodell für beide Therapiegruppen. Tabelle 7 veranschaulicht die Ergebnisse der logistischen Regression für die ASS-200-Kohorte.

Tabelle 7: Ergebnisse der logistischen Regression für ASS-Low-Response in der ASS-200-Kohorte

	RK	OR	95% KI – unterer Wert	95% KI – oberer Wert	P-Wert
Demographische Daten					
Alter (in Jahren)	-0.002	1.00	0.97	1.03	0.879
Weibliches Geschlecht	0.17	1.18	0.53	2.65	0.688
BMI (in kg/m²)	-0.07	0.93	0.85	1.02	0.109
NIHSS	0.03	1.03	0.93	1.15	0.556
ASS in der	0.17	1.19	0.49	2.87	0.705
Risikofaktoren					
aHT	0.89	2.44	0.91	6.50	0.076
D.M.	-0.85	0.43	0.14	1.29	0.132
Nikotinabusus	-0.14	0.87	0.38	1.99	0.747
Fettstoffwechselstörung	-0.30	0.74	0.36	1.53	0.414
VHF	-0.25	0.78	0.21	2.88	0.704
Vorangegangene/r TIA/	-0.29	0.75	0.26	2.19	0.597
Laborparameter					
Leukozyten(x 10^9/l)	0.0001	1.0001	0.9999	1.0003	0.370
Hämoglobin (g/dl)	-0.02	0.98	0.73	1.31	0.890
Thrombozyten(x 10^9/l)	0.0000	1.0000	1.00000	1.00001	0.048
Kreatinin (mg/dl)	-0.62	0.54	0.11	2.55	0.436
Gesamtcholesterin	-0.01	0.99	0.98	1.00	0.038
HbA1c (%)	-0.08	0.93	0.56	1.53	0.761
CRP (mg/l)	-0.01	0.99	0.98	1.01	0.202
Begleitmedikation					
ß-Blocker	-0.24	0.79	0.38	1.66	0.536
Nitrat	0.26	1.29	0.26	6.42	0.754
Kalziumantagonist	-0.79	0.46	0.16	1.27	0.132
ACE-Hemmer / AT1-	-0.63	0.53	0.24	1.20	0.127
NSAR	1.21	3.34	0.72	15.62	0.125
Diuretikum	-0.22	0.81	0.34	1.92	0.625
Statin	-0.05	0.95	0.37	2.42	0.912
PPI	-1.78	0.17	0.02	1.23	0.079

4.2.3.1.2. Therapieregime ASS 500 mg i.v.

In dem Patientenkollektiv, das mit ASS 500 mg i.v. therapiert wurde, ergaben t- Tests für die Thrombozyten- sowie Leukozytenzahlen einen signifikanten Unterschied zwischen ASS-Respondern und Low-Respondern. Die Kohorte der ALR hatte im Mittel signifikant höhere Leukozytenwerte (9.61 x 10^9/l vs. 7.83 x 10^9/l, p = 0.020), sowie signifikant höhere Thrombozytenzahlen (248.1 x 10^9/l vs. 211.3 x 10^9/l, p= 0.048). Das CRP, als weiterer möglicher Hinweis auf ein Infektgeschehen, unterschied sich nicht signifikant in den beiden Gruppen (vgl. dazu auch Tabelle 8).

Tabelle 8: Vergleich der Responder und Low-Responder in der ASS-500-Kohorte

	Responder	Low-Responder	P
	101	21	
Alter (in Jahren)	75.7 ± 12.5	74.8 ± 11.2	0.757
Weibliches Geschlecht	63.4 (64)	57.1 (12)	0.592
BMI (in kg/m²)	26.1 ± 3.8	24.8 ± 7.3	0.448
NIHSS	5.7 ± 6.7	4.8 ± 6.1	0.573
ASS in der Vormedikation	32.7 (33)	23.8 (5)	0.425
Risikofaktoren			
aHT	92.1 (93)	90.5 (19)	0.807
D.M.	24.0 (24)	23.8 (5)	0.985
Nikotinabusus	17.8 (18)	14.3 (3)	0.696
Fettstoffwechselstörung	46.5 (47)	23.8 (5)	0.055
VHF	18.8 (19)	28.6 (6)	0.313
Vorangegangene/r TIA/	30.7 (31)	14.3 (3)	0.127
Laborparameter			
Thrombozyten (x 10^9/l)	211.3 ± 74.4	248.1 ± 88.3	0.048
Leukozyten (x 10^9/l)	7.83 ± 3.11	9.61 ± 3.34	0.020
Hämoglobin (g/dl)	12.6 ± 1.6	12.9 ± 2.3	0.594
Gesamtcholesterin (mg/dl)	195 ± 51.3	184.2 ± 38.2	0.365
Kreatinin (mg/dl)	0.95 ± 0.35	1.02 ± 0.36	0.419
HbA1c (%)	6.24 ± 1.17	6.53 ± 1.96	0.365
CRP (mg/l)	20.5 ± 44.5	38.0 ± 54.7	0.118
Begleitmedikation			
ß-Blocker	30.7 (31)	42.9 (9)	0.280
ACE-Hemmer / AT1-	45.5 (46)	57.1 (12)	0.333
Kalziumantagonist	29.7 (30)	14.3 (3)	0.148
Nitrat	6.9 (7)	0	0.214
NSAR	7.9 (8)	9.5 (2)	0.807
PPI	96.0 (97)	95.2 (20)	0.866
Statin	29.7 (30)	28.6 (6)	0.918
Diuretikum	47.5 (48)	52.4 (11)	0.685

Angegeben ist in den Spalten 2 und 3 für kontinuierliche Variablen der MW und die SD und für kategoriale Variablen der Prozentwert sowie in Klammern die absolute Anzahl der Patienten, auf die dieses Kriterium zutrifft

Die logistische Regression ergab in der ASS-500-Kohorte signifikante Ergebnisse für die Variablen weibliches Geschlecht, NIHSS, VHF, Leukozytenzahlen, HbA1c und eine Begleitmedikation mit Kalziumantagonisten oder NSAR. Adjustiert für alle anderen eingeschlossenen Variablen zeigte sich, dass das Risiko einer ALR bei Frauen deutlich geringer ist als bei Männern. So beträgt das Risiko für Frauen das 0.07 fache des Risikos für Männer, ist also um den Faktor 15 niedriger. Gleichzeitig zeigte aber auch das große Konfidenzintervall, dass es auch hier innerhalb der Geschlechter große Unterschiede gab. So schwankte der Risikounterschied zwischen dem 166fachen und dem 1.3fachen (OR: 0.07; 95%KI 0.01 – 0.74; p= 0.027). Für die Variable NIHSS wurde eine OR von 0.79 (95%KI 0.65 - 0.97; p= 0.026) berechnet. Pro gestiegener Einheit auf der NIHS-Scala sank somit die Wahrscheinlichkeit einer ASS-Low-Response um den Faktor 1.26. VHF ging mit einem um das 7fache erhöhten Risiko einer ASS-Low-Response einher (OR: 7.08; 95%KI 1.12 – 44.79; p=0.038).

Die logistische Regression ergab für die Leukozytenzahlen ein Odds Ratio (OR) von 1.0004 (95%KI 1.0001-1.001, p= 0.022) für das Vorliegen einer ASS-Low-Response. Pro gestiegener Einheit der Leukozytenzahl, erhöhte sich daher das Risiko einer ASS-Low-Response um den Faktor 1.0004. Das Odds Ratio der Variable HbA1c-Wert lag bei 2.2 (95%KI 1.07 - 4.58; p=0.033). Das Risiko einer ASS-Low-Response war also pro gestiegenem Prozentpunkt des HbA1c-Werts 2.2 mal so hoch.

Die gleichzeitige Einnahme eines Kalziumantagonisten sowie ASS verringerte die Wahrscheinlichkeit einer eingeschränkten ASS-Wirkung um den Faktor 7.75 (OR: 0.13; 95%KI 0.02 - 0.92; p=0.041). Auch hier zeigt das große Konfidenzintervall, dass auch innerhalb der Gruppen große Unterschiede bestehen, was auf weitere moderierende Effekte von (nicht gemessenen) Drittvariablen hindeutet. Eine Komedikation mit einem NSAR erhöhte das Risiko einer ASS-Low-Response um den Faktor 16 (OR: 16.01; 95%KI 1.1 - 233.43; p=0.043). Auf einem 90%Signifikanzniveau wirkten auch die Variablen D.M. und Fettstoffwechselstörung protektiv sowie höhere Thrombozytenwerte als Risikofaktor.

Die Varianzaufklärung dieses Modells lag bei 50.1 %. Mehr als 50% der Varianz zwischen ALR und AR konnten somit durch die Variablen dieses Modells erklärt werden. Darüber hinaus lag die Varianz dieses Modells mehr als doppelt so hoch wie das therapieübergreifende Modell oder das Modell der Therapiegruppe ASS 200 mg oral. Tabelle 9 zeigt die Ergebnisse der logistischen Regression für die ASS-500-Kohorte noch einmal in der Übersicht.

Tabelle 9: Ergebnisse der logistischen Regression für ASS-Low-Response in der ASS-500-Kohorte

	RK	OR	95% KI – unterer Wert	95% KI – oberer Wert	p-Wert
Demographische Daten					
Alter (in Jahren)	-0.03	0.97	0.90	1.04	0.395
Weibliches Geschlecht	-2.71	0.07	0.01	0.74	0.027
BMI (in kg/m²)	-0.10	0.91	0.78	1.06	0.220
NIHSS	-0.23	0.79	0.65	0.97	0.026
ASS in der Vormedikation	-1.97	0.14	0.02	1.00	0.050
Risikofaktoren					
aHT	1.85	6.34	0.21	195.58	0.291
D.M.	-2.19	0.11	0.01	1.46	0.095
Nikotinabusus	-1.18	0.31	0.03	3.76	0.357
Fettstoffwechselstörung	-1.78	0.17	0.03	1.11	0.065
VHF	1.96	7.08	1.12	44.79	0.038
Vorangegangene/r TIA/	1.85	6.34	0.21	195.58	0.537
Laborparameter					
Leukozyten(x 10^9/l)	0.0004	1.0004	1.0001	1.001	0.022
Hämoglobin (g/dl)	-0.02	0.99	0.55	1.77	0.960
Thrombozyten(x 10^9/l)	0.0000	1.00001	0.999999	1.00002	0.079
Kreatinin (mg/dl)	1.45	4.25	0.44	41.29	0.213
Gesamtcholesterin (mg/dl)	-0.003	1.00	0.98	1.02	0.768
HbA1c (%)	0.79	2.21	1.07	4.58	0.033
CRP (mg/l)	-0.002	1.00	0.98	1.02	0.818
Begleitmedikation					
ß-Blocker	0.43	1.53	0.26	8.97	0.638
Kalziumantagonist	-2.05	0.13	0.02	0.92	0.041
ACE-Hemmer / AT1-	1.03	2.79	0.41	19.12	0.297
NSAR	2.77	16.01	1.10	233.43	0.043
Diuretikum	-0.19	0.83	0.16	4.35	0.826
Statin	0.71	2.04	0.33	12.50	0.440
PPI	0.85	2.34	0.00	4180.12	0.824

4.2.4. Frühkomplikationen in Form von Blutungen oder ischämischen Rezidiven

Während des stationären Aufenthalts konnte bei 10 Patienten eine hämorrhagische Transformation des ischämischen Hirninfarktes computertomographisch nachgewiesen werden, von der nur eine klinisch symptomatisch war. Bei acht Patienten trat ein ischämisches Rezidiv auf. Unter den Patienten mit einer Blutung befanden sich drei ALR (2.8% aller ALR) und sechs AR (2.1% aller AR). Davon hatten fünf Patienten eine intravenöse ASS-Therapie erhalten (4.1% aller intravenös behandelten), vier Patienten hatten ASS 200 mg oral erhalten (1.7 % aller mit 200 mg ASS oral therapierten) und ein Patient hatte 100 mg ASS eingenommen (2.9% aller mit 100 mg ASS oral therapierten). Der Patient mit der symptomatischen Einblutung hatte aufgrund eines großen Mediaterritorialinfarktes (ca. die Hälfte des Mediaterritoriums) und begleitenden Schluckstörungen ASS intravenös erhalten. In der Thrombozytenfunktionstestung zeigte sich bei ihm ein ALR-Status. Unter den Patienten mit einem ischämischen Rezidiv befanden sich zwei ALR (1.9% aller ALR) und sechs AR (2.1% aller AR). Fünf dieser Patienten waren mit 200 mg ASS oral therapiert worden (2.1% aller mit 200 mg ASS oral therapierten) und drei Patienten hatten 500 mg ASS i.v. erhalten (2.5 % aller intravenös therapierten Patienten).

5. Diskussion

5.1. Kritische Würdigung der Ergebnisse

Das Phänomen der ASS-Resistenz hat eine hohe klinische Relevanz: Nicht nur ist ihre Prävalenz mit durchschnittlich 27.55 % beachtlich, auch ihre Folgen für den Patienten können dramatisch sein. Durch eine plättchenhemmende Medikation kann das Risiko eines weiteren ischämischen Ereignisses nach einem Schlaganfall um ca. 25% gesenkt werden (Antithrombotic Trialists' Collaboration, 2002). Eine laborchemische ASS-Low-Response ist mit einer klinischen Low-Response assoziiert (u.a. Krasopoulos et al., 2008; Sofi et al., 2008; Snoep et al., 2007).

Mit den vorliegenden Studien kann eine klare Abhängigkeit der ASS-Wirksamkeit von ihrer Applikationsart demonstriert werden. Nicht nur in der Studienreihe an gesunden Probanden zeigte sich ein schneller und zuverlässiger Wirkeintritt nur nach Gabe von 500 mg ASS intravenös. Auch bei Schlaganfallpatienten zeigte sich in der Kohorte, die ASS i.v. verabreicht bekommen hatten, mit 17 % eine deutliche geringere Rate an ALR im Vergleich zu einer oralen Therapie (32% bei Gabe von ASS 200 mg und 34% bei 100 mg). Darüber hinaus zeigte sich auch in der multivariaten Betrachtungsweise der logistischen Regression, dass die Applikationsform adjustiert für alle anderen Variablen einen signifikanten Einfluss auf die Wahrscheinlich einer ASS-Low-Response hat.

Die pharmakokinetische Untersuchungsreihe bei gesunden Probanden zeigte sowohl eine hohe inter- als auch intraindividuelle Variabilität nach oraler Einnahme von ASS 500 mg oder ASS 200 mg. Nur die intravenöse Applikation von 500 mg ASS führte konsistent zu einer ausreichenden Plättchenhemmung bereits nach 30 sec. Die hohe intraindividuelle Variabilität legt Interaktionen nahe, die weiter erforscht werden sollten. Insbesondere die Tatsache, dass vier Probanden (Nr. 3,5,9 und 11), d.h. ein Drittel der Probanden auf 200 mg ASS schneller reagierten als auf die Gabe von 500 mg ASS, legt instabile Interaktionen als Ursache nahe, wie z.B. Wechselwirkungen mit Nahrungsmitteln oder den Füllungszustand des Magens. Eine Übersicht zu Einflussfaktoren der Aufnahme von Pharmaka findet sich bei Oberdisse et al. (2002). Interaktionen mit anderen Medikamenten konnten in dieser Versuchsreihe als Ursache der intraindividuellen Unterschiede ausgeschlossen werden.

Auch die interindividuelle Variabilität erfordert weitere Studien. Als Ursachen sind hier nicht nur Motilitätsstörungen oder andere latente Erkrankungen des Magens sondern auch genetische Faktoren denkbar. Schätzungen zur Folge können bis zu 30% der Unterschiede in der Thrombozytenaktivität auf genetische Faktoren zurückgeführt werden (Feher et al., 2009). Polymorphismen, die eine ASS-Resistenz verursachen können, sind u.a. in den Genen der Thrombozten-COX-1 (C50T/A842G) sowie –COX-2 zu finden. Des Weiteren betreffen diese Polymorphismen Gene, die für den Glykoproteinrezeptor der Thrombozyten (P1A1/ A2) sowie für die UDP-Glukoronyltransferase kodieren (UGT1A6*2) (Topçuoglu et al., 2011; Goodman et al., 2008).

Der Vergleich der einzelnen Messzeitpunkte der beiden oralen Dosierungen zeigte, dass sich die mittleren Impedanzänderungen in beiden oralen Therapiegruppen zu keinem Zeitpunkt signifikant voneinander unterschieden (vgl. p-Wert der Tabelle 2). Dies ist ein erster Hinweis darauf, dass eine höhere Dosierung von oral verabreichtem ASS möglicherweise keinen Vorteil bringt, sondern nur eine intravenöse Applikation zu einer signifikanten Erhöhung der Anzahl von Probanden mit ausreichender Plättchenhemmung führt. Darüber hinaus legt dieses Ergebnis nahe, dass der Unterschied in der ALR-Rate in der klinischen Studie zwischen den mit 200 mg ASS oral therapierten und den mit 500 mg ASS i.v. therapierten Patienten, wahrscheinlich auf die Applikationsart und nicht auf die Dosierung des Medikaments zurückzuführen ist.

Möglicherweise kann in der Zukunft eine genauere Einteilung nicht nur in ALR und AR erfolgen, sondern darüber hinaus zwischen Personen unterschieden werden, die auf ASS besonders schnell, besonders langsam, mittelschnell oder gar nicht reagieren. In der vorliegenden Untersuchungsreihe können Probanden ausgemacht werden, die auf unterschiedliche ASS-Dosierungen jeweils relativ schnell reagiert haben. Bei diesen fünf Probanden (Nr. 3,5,6,7 und 8) lag der mittlere Wirkeintritt (Impedanzänderung = 0 Ω) bei 25.63 Minuten. Darüber hinaus reagierte ein Proband (Nr. 12) bei beiden oralen Messungen mit einer mittleren Wirkeintrittszeit von 27 h sehr langsam. Drei weitere Probanden (Nr. 1, 2 und 11) reagierten mit einem Durchschnittswert von 75 Minuten mittelschnell und zwei Probanden reagierten sehr unterschiedlich auf beide Messungen. Ihre intraindividuellen Differenzen zwischen den beiden Regimes lagen bei 225 und 1665 Minuten.

Das schnelle Abklingen der ASS-Wirkung weist auf eine besondere Gefahr beim Absetzen einer antithrombozytären Dauermedikation vor Operationen hin. Aufgrund einer Thrombozytenüberlebenszeit von 7 bis 10 Tagen und ihrer irreversiblen Inaktivierung durch ASS, wird die Therapie mit ASS in der Regel 7 Tage vor einer Operation pausiert. Die hier gefundenen Ergebnisse deuten jedoch auf einen sehr viel schnelleren Wirkverlust der Thrombozyteninaktivierung hin. Die Erforschung des Wirkverlusts in einer repräsentativen Stichprobe könnte helfen, die Zeit ohne antithrombotische Wirkung vor einer OP zu verkürzen und somit das Risiko für thrombotische Komplikationen zu minimieren.

Prädiktoren einer ASS-Low-Response

Die vorliegende Studie konnte nicht nur deutliche Prävalenzunterschiede bzgl. einer ASS-Low-Response zwischen den vier Therapieformen aufzeigen, sondern darüber hinaus auch Prädiktoren für dieses Phänomen benennen.

Die logistische Regression (s. Tabelle 5), die alle ALR mit den AR verglich (d.h. nicht zwischen den Dosierungen und Applikationsarten differenzierte) fand als Prädiktoren das Vorliegen eines D.M., erhöhte Thrombozytenzahlen, niedrige Cholesterin-Spiegel sowie den BMI.

Diabetes mellitus

Die Tatsache, dass eine Komorbidität mit D.M. in dieser Kohorte mit einer geringeren Wahrscheinlichkeit einer unzureichenden Reaktion auf ASS einhergeht (OR 0.376) ist überraschend. In vielen anderen Studien wurde D.M. bereits als Risikofaktor einer geringeren Reaktion auf ASS beschrieben (Geisler et al., 2010; Angiolillo und Suryadevara, 2009; Zytkiewicz et al., 2008; Prabhakaran et al., 2008 sowie Abaci et al., 2006). Geisler et al. (2010) beschrieben ein fast 4.4fach erhöhtes Risiko für eine verbleibende Plättchen-Aggregation bei Diabetikern. Greer (2010) nannte erste mögliche Gründe für dieses Phänomen: eine dauernde Hyperglykämie könnte zu einer Glykosylierung von Plättchen-Proteinen führen, die die erhöhte Plättchen-Reaktivität bei Diabetikern bedingen könnte. Darüber hinaus führt eine Hyperglykämie zu einer höheren Produktion von reaktiven Sauerstoffspezies, welche eine Peroxidation von AA induzieren können und somit zu einer chronischen Thrombozyten-Aktivierung führen könnten. Schließlich könnte eine reduzierte Plättchen-Hemmung bei Diabetikern durch eine höhere Sensitivität ihrer Thrombozyten für ADP sowie eine erhöhte Empfindlichkeit dieser für die prothrombotische Wirkung durch Interaktionen mit Erythrozyten bedingt sein (Angiolillo et al., 2005 sowie Valles et al., 1997).

Möglicherweise wird in unserer Stichprobe der Zusammenhang zwischen der Komorbidität D.M. und dem Ansprechen auf ASS durch nicht miterfasste Drittvariablen oder Moderatoren beeinflusst. Hinweisend hierfür ist u.a. das sehr weite Konfidenzintervall von 0.16 – 0.91. Auffällig ist darüber hinaus, dass die univariaten Analysen bezüglich der Komorbidität D.M. kein einheitliches Bild liefern. So zeigte sich in der ASS-200-Kohorte ein signifikanter Unterschied in der Häufigkeit von D.M. bei ALR im Vergleich zu

AR (p = 0.048). Im Gegensatz dazu war die Häufigkeit von D.M. bei ALR und AR in der ASS-500-Kohorte nahezu identisch (p= 0.985). Dies deutet darauf hin, dass das Ergebnis der multivariaten Analyse für die gesamte Gruppe hinsichtlich der Variable D.M. zumindest teilweise durch Drittvariablen und auch durch die Applikationsart beeinflusst ist.

Darüber hinaus findet sich in den multivariaten Analysen getrennt nach Applikationsart und Dosierung kein signifikanter Zusammenhang zwischen ALR und der Komorbidität Diabetes mellitus.

Interessant wäre an dieser Stelle beispielsweise auch, ob gewisse Substanzklassen von oralen Antidiabetikern oder Insulin die Wirkung von oral verabreichtem ASS beeinflussen. Wird ASS intravenös verabreicht, ist eine Komorbidität mit D.M. weder in der univariaten (p = 0.985) noch in der multivariaten Analyse (p = 0.095) signifikant mit einer ASS-Low-Response assoziiert. Wichtig ist auch, dass der HbA1c-Wert mit einer ALR in der dosierungsübergreifenden logistischen Regression nicht signifikant zusammenhängt.

Darüber hinaus war es in unserer Studie aus ethischen Gründen nicht möglich, die Patienten randomisiert auf die beiden Studiengruppen (ASS 200 mg oral vs. 500 mg i.v.) zu verteilen. Stärker betroffene und insgesamt kränkere Patienten bekamen aufgrund eines erhöhten Aspirationsrisikos eher eine intravenöse Therapie (siehe auch Anmerkungen zum Vergleich der Therapiegruppen unter Punkt 4.2.2.). Da diese Applikationsart zu einer deutlich geringeren ALR-Rate führt, liegen auch hier möglicherweise Störfaktoren vor. Diabetiker waren in unserer Stichprobe signifikant älter als Patienten ohne D.M.. Darüber hinaus hatten sie signifikant höhere Leukozytenzahlen, einen geringeren Hb-Wert und häufiger den Nachweis eines Gefäßverschlusses im Angio-MRT. Möglicherweise sind daher die in den Analysen gefundenen Unterschiede von Diabetikern und Nicht-Diabetikern in ihrem Ansprechen auf eine ASS-Therapie zumindest auch teilweise auf deren Unterschiede (bezüglich Alter, Leukozyten- sowie Hb-Wert und Befund des Angio-MRTs) zurückzuführen.

Eine weitere Erklärung für die gefundenen Ergebnisse könnte in der Erfassung der Patienten-Charakteristika zu finden sein. So erfolgte die Kodierung eines Patienten als Diabetiker bei Aufnahme in die Studie anhand von Vorbefunden. Möglicherweise sind daher Patienten, bei denen zwar die Krankheit vorliegt aber noch nicht diagnostiziert wurde, fälschlicherweise als Nicht-Diabetiker klassifiziert worden. So dass möglicherweise einige Patienten ohne die Diagnose D.M. und damit auch ohne blutzuckersenkende Medikation die Ergebnisse dahingehend verfälschen konnten, dass Nicht-Diabetiker in unserem Kollektiv ein höheres Risiko haben ein ALR zu sein. Dies könnte möglicherweise auch erklären, warum ein höherer HbA1c-Spiegel in der Kohorte der intravenös-behandelten erwartungskonform mit einem höheren ASS-Low-Response-Risiko assoziiert ist. In diesem Fall wäre die Variable HbA1c-Wert das deutlich validere Anzeichen dafür, ob die Erkrankung D.M. vorliegt oder nicht und damit auch für die Einschätzung des ASS-Low-Response-Risikos.

<ins>Cholesterinspiegel</ins>

Es zeigte sich in dem vorliegenden Patientenkollektiv, dass ein niedriger Gesamtcholesterinspiegel ein Protektor gegen das Vorliegen einer ASS-Low-Response ist (OR: 0.99). Wird beispielsweise der Gesamtcholesterinspiegel von 200 mg/dl auf 150 mg/dl gesenkt, so entspricht das Risiko einer ASS-Low-Response nur noch dem 0,61-fachen des vorherigen Risikos ($OR_{50}=0.99^{50}=0.61$), vgl. Bender, Ziegler und Lange, 2007. Auch bei dieser Variablen scheint die Applikationsart der Acetylsalicylsäure die Wirkung höherer Cholesterinspiegel möglicherweise zu beeinflussen. Denn auch in diesem Fall sind hohe Cholesterinspiegel zwar in der oral-therapierten Kohorte signifikant mit einer ASS-Low-Response assoziiert (univariat: p = 0.047; multivariat: p = 0.038), nicht jedoch in der intravenös-behandelten Gruppe (univariat: p = 0.365; multivariat: p = 0.768). Die Einordung dieses

Ergebnisses in die wissenschaftliche Literatur erweist sich als schwierig, da die einzelnen Studien jeweils unterschiedliche Variablen für das Kriterium Hyperlipidämie eingesetzt haben. Postula et al. veröffentlichten 2010 eine Studie, in der ein Quotient aus Gesamtcholesterin/ HDL > 2.99 einen unabhängigen Protektor gegen eine fehlende Plättchenhemmung darstellt. Dieses Ergebnis weist in dieselbe Richtung, in die auch das Ergebnis der vorliegenden Studie zeigt. Karepov et al. (2008) sowie Bornstein (1994) hingegen fanden, dass ALR höhere Triglyzerid-Spiegel haben bzw. eine Hyperlipidämie einen Risikofaktor für ein Schlaganfallrezidiv trotz ASS-Therapie darstellt.

Body Mass Index

Ein höherer BMI geht in unserer Kohorte mit einem geringeren Risiko für eine ASS-Low-Response einher. Dieser Zusammenhang wird jedoch wahrscheinlich auch bei dieser Variablen von der Therapiegruppenzugehörigkeit moderiert. In der intravenös-therapierten Gruppe ist nicht nur die ALR-Rate signifikant niedriger als in der oral-therapierten Gruppe, sondern auch der BMI (25.85 vs. 27.00; p = 0.033). So zeigen die univariaten Analysen, dass sich die ALR und AR nur in der ASS-200-Kohorte signifikant bezüglich ihres BMIs unterscheiden (p = 0.013), nicht aber in der ASS-500-Kohorte (p = 0.448). Im Gegensatz zu diesen Ergebnissen fand eine Studie von Bordeaux et al. (2010), dass übergewichtige Patienten auch nach Hemmung durch ASS eine höhere Plättchen-Reaktivität behalten.

Thrombozytenzahl

Höhere Thrombozytenzahlen erhöhen in unserer Studienpopulation das Risiko nicht adäquat auf ASS zu reagieren. Auch in einer Studie von Lordkipanidze et al. (2010) stellten höhere Thrombozytenwerte einen unabhängigen Risikofaktor für eine inadäquate Reaktion auf ASS dar. Nach Würtz et al. (2012) korrelieren die Thrombozytenzahlen hochsignifikant mit der Plättchenaggregation.

Ein konträres Ergebnis fanden hingegen Ozben at al. (2010). In ihrer Kohorte stellten niedrigere Thrombozytenzahlen mit einem OR von 0.99 einen Risikofaktor für eine ASS-Low-Response dar.

Um die zuvor diskutierten möglichen Gruppeneffekte auszuschließen, und da bereits gezeigt wurde, dass gewisse Variablen nur im Rahmen einer oralen oder intravenösen Applikation von ASS Einfluss auf das ALR-Risiko nehmen (beispielsweise bedingt durch Interaktionen mit anderen oral verabreichten Medikamenten), wurden zwei weitere logistische Regressionen für beide Therapieformen getrennt berechnet. Es konnte gezeigt werden, dass die erhobenen Variablen in den beiden Therapiegruppen eine unterschiedliche Bedeutung haben. Während bei der ASS-500-Kohorte die Bedeutung sehr hoch ist, was an einer aufgeklärten Varianz von 50% deutlich wird, spielen bei der ASS-200-Kohorte weitere, nicht erfasste Variablen eine größere Rolle. Es konnte deshalb gezeigt werden, dass die Bedeutung der einzelnen Variablen in nicht unerheblichem Maße von der Darreichungsform abhängt. Viele der veröffentlichten Studien zu Prädiktoren einer ASS-Resistenz haben nur den Einfluss auf eine orale Medikation mit ASS überprüft, in einigen der veröffentlichten Studien wird die Darreichungsform, auf die sich das Ergebnis bezieht, nicht erwähnt. Die vorliegende Studie zeigt, dass weitere Studien, die die Darreichungsform des Pharmakons berücksichtigen, lohnend wären. Darüber hinaus liefert sie möglicherweise eine Erklärung für die z.T. sehr inkonsistenten Ergebnisse zu ALR-Prädiktoren in der aktuellen Literatur, in dem sie gezeigt hat, dass die Darreichungsform ein wichtiger Einflussfaktor ist.

Einflussfaktoren auf die Wirkung einer intravenösen Therapie mit 500 mg ASS

Die logistische Regression, die nur die Daten der intravenösen-Therapie-Kohorte umfasste, wies ein weibliches Geschlecht, den Wert der NIHSS, VHF, die Leukozytenzahl, den HbA1c-Wert sowie eine Komedikation mit

NSAR oder Kalziumantagonisten als Prädiktoren für eine ASS-Low-Response aus.

Weibliches Geschlecht

Einige Studien (u.a. Tanrikulu et al. 2011; Zuern et al., 2009; Ivandic et al., 2007 sowie Eder et al., 2007) weisen einen Effekt des Geschlechts auf eine Therapie mit ASS nach. Sie kommen überwiegend zu dem Ergebnis, dass Thrombozyten von Frauen eine geringere Aggregationshemmung durch ASS erfahren und somit mehr Frauen als Männer ALR sind. In unserer Kohorte, die ASS 500 mg i.v. bekam, hatten Frauen hingegen ein 15.3fach geringeres Risiko ALR zu sein. Darüber hinaus gibt es mehrere Studien, die keinen Einfluss des Geschlechts auf die Wirksamkeit von ASS zeigen (Ozben et al., 2011; Würtz et al., 2010; Berrouschot et al., 2006 sowie Bornstein, 1994). Da sich eine signifikante Assoziation der Geschlechtszugehörigkeit und einer ASS-Low-Response nur in der intravenösen Kohorte zeigt, sollte überprüfte werden ob eventuell insbesondere Frauen von einer intravenösen Applikation von ASS profitieren. Darüber hinaus ist möglich, dass bezüglich der Variable weibliches Geschlecht die Therapieform moderierend Einfluss nimmt: Die intravenös-behandelte Kohorte umfasst nicht nur mehr AR (als die oral-therapierte) sondern auch mehr Frauen. Des Weiteren weist auch hier das weite KI (95% KI 0.01 – 0.74) auf das Vorliegen moderierender Variablen hin.

NIHSS-Wert

Die Kohorte mit intravenöser Therapie hatte bei höherem NIHSS-Wert ein geringeres Risiko für eine ASS-Low-Response (OR: 0.79). Ozben et al. fanden hingegen 2011, dass ALR signifikant höhere NIHSS-Werte hatten als AR. Die logistische Regression beider Therapiegruppen erbringt jedoch für den NIHSS-Wert keinen signifikanten Wert. Ein solches Ergebnis deutet ebenfalls auf einen Moderatoreffekt der Therapieform hin. Da sich die Kohorten mit intravenöser Therapie auf der einen und mit oraler Therapie auf der anderen Seite signifikant sowohl in ihren NIHSS-Werten als auch hinsichtlich weiterer Variablen unterscheiden, ist dieses Ergebnis nicht eindeutig interpretierbar.

Begleitmedikation mit Kalziumantagonisten

Die Einnahme von Kalziumantagonisten ist in dem intravenös-behandelten Patientenkollektiv mit einer höheren Wahrscheinlichkeit für ein gutes Ansprechen auf eine Therapie mit ASS assoziiert (OR: 0.13). Es gibt mittlerweile mehrere Studien, die eine reduzierte Wirkung des plättchenhemmenden Clopidogrels sowie eine erhöhte Plättchenreaktivität bei einer Komedikation von Kalziumantagonisten belegen (Siller-Matula et al., 2008 sowie Gremmel et al., 2010). Studien, die direkt eine reduzierte oder verstärkte Wirksamkeit von ASS bei gleichzeitiger Einnahme von Kalziumkanalblockern nachweisen, gibt es bisher nicht. Einschränkend liegt auch hier möglicherweise ein moderierender Effekt der Therapieform vor, da in der Kohorte der intravenös-behandelten signifikant häufiger eine Komedikation mit Kalziumkanalblockern vorliegt. Darüber hinaus ist die Stichprobe der Patienten, die einen Kalziumantagonisten einnehmen, mit 33 Probanden sehr klein.

Vorhofflimmern

Patienten mit Vorhofflimmern haben ein 7fach erhöhtes Risiko einer ASS-Low-Response (OR 7.08). Vorhofflimmern führt zu einer Plättchenaktivierung (Watson et al., 2009), die sich möglicherweise in einer hohen Rate an ALR niederschlägt.

Leukozytenzahl

Würtz et al. fanden 2012 eine positive Korrelation zwischen der Leukozytenzahl und der Plättchenaggregation. Lordkipanidze et al. (2010) fanden bei ALR zwar eine Tendenz zu höheren Leukozytenwerten, jedoch war dieses Ergebnis statistisch nicht signifikant (OR: 1.30; 95%KI 0.95 – 1.76; p = 0.10). Es gibt darüber hinaus Studien, die höhere CRP-Werte oder Infektionen mit einer höheren ALR-Rate in Verbindung bringen (Modica et al.,

2007 un Geisler et al., 2010). Der CRP-Wert stellte sich in der vorliegenden Studie zwar nicht als ein unabhängiger Prädiktor dar, jedoch sind auch höhere Leukozytenwerte häufig ein Hinweis auf eine Infektion oder einen Entzündungsprozess im Körper. Darüber hinaus gibt es auch eine Studie, die zeigen konnte, dass CRP die Thrombozytenaggregation herabsetzt (Boncler et al., 2007). Eine genauere Aufklärung dieser Zusammenhänge erscheint demnach sehr interessant.

HbA1c-Wert

Die Ergebnisse weisen außerdem bei einem höheren HbA1c-Wert auf ein 2.2 fach höheres Risiko hin, nicht adäquat auf ASS zu reagieren. Auch dieses Ergebnis spiegelt sich in weiterer aktueller Forschung wider. Fong et al. (2010) z.B. fanden ein 1.4fach höheres Risiko für eine ALR aufgrund eines höheren HbA1c-Wertes. Diabetes mellitus ist in der Gruppe der intravenöstherapierten kein signifikanter Prädiktor. Mögliche Erklärungen dieser Befunde wurden im vorausgehenden Abschnitt (Prädikatoren einer ASS-Low-Response) unter „Diabetes mellitus" diskutiert.

Komedikation mit NSAR

Die Einnahme von NSAR stellt in der ASS-500-Kohorte einen unabhängigen Risikofaktor für eine ASS-Low-Response dar. Eine Studie von Gengo et al. (2008) zeigte, dass das NSAR Ibuprofen die Wirkungshöhe und –dauer von ASS herabsetzt. Da in der vorliegenden Studie jedoch nur eine Komedikation von NSAR im Allgemeinen und nicht die genaue Substanz erfasst wurde, ist die Interpretation dieses Ergebnisses eingeschränkt.

Möglicherweise sind die Ergebnisse, der Kohorte, die ASS 500 mg intravenös bekam, aussagekräftiger, da in dieser Gruppe mögliche Interaktionen zwischen dem Magenfüllungszustand, bestimmten Lebensmitteln oder Medikamenten sowie weitere Besonderheiten des Magen-Darm-Trakts, die die Aufnahme von ASS beeinflussen könnten, keine Rolle spielen. Dies spiegelt sich auch in der höheren Varianzaufklärung wider. Die geringere Varianzaufklärung in der ASS-200-Kohorte hingegen untermauert, dass neben den hier berücksichtigten Variablen viele weitere Einflussfaktoren eine Rolle zu spielen scheinen. Ganz deutlich zeigt die vorliegende Studie darüber hinaus, dass Prädiktoren einer ASS-Low-Response auf die Applikationsart der ASS bezogen werden müssen, da die orale und die intravenöse Applikation teilweise durch unterschiedliche Einflüsse gestört werden.

Einflussfaktoren auf die Wirkung einer oralen ASS-Therapie
In der Kohorte, die ASS 200 mg oral einnahm, stellten sich –wie bereits in der dosierungsübergreifenden logistischen Regression– höhere Thrombozytenwerte sowie ein niedriger Gesamt-Cholesterinwert als Risikofaktoren für eine ASS-Low-Response heraus. Die Diskussion dieser Ergebnisse erfolgte bereits im Rahmen der dosierungsübergreifenden logistischen Regression.

Clopidogrel
Die orale Gabe von Clopidogrel führte ohne Loading-Dose zu einer fast 50%igen Low-Responder-Rate. Einschränkend muss jedoch angemerkt werden, dass die Stichprobe der mit Clopidogrel-Behandelten mit 32 Patienten sehr klein war. Dieses Ergebnis sollte demnach an einer repräsentativen Stichprobe überprüft werden. Offen bleibt darüber hinaus die Frage, wann eine Therapie mit Clopidogrel indiziert ist, ob beispielsweise ASS-Low-Responder von einer Therapie mit Clopidogrel profitieren. Darüber hinaus ist völlig unklar, welche Initial-Dosierung des Medikaments bei Schlaganfall-Patienten bei maximalem Nutzen die Gefahr von Einblutungen minimiert.

5.2. Studienbeschränkungen

Die Fallzahl der pharmakokinetischen Studienreihe war mit 12 Probanden relativ gering. Darüber hinaus handelte es sich bei diesen um junge und gesunde Probanden, so dass die Ergebnisse nicht ohne weiteres auf

Patienten mit einem akuten Schlaganfall, bei denen in der Regel mehrere Begleitmedikamente sowie Komorbiditäten vorliegen, übertragen werden können. Hier wäre eine große randomisierte Studie bei Schlaganfall-Patienten wünschenswert.

Beide Therapieregime bei den Schlaganfallpatienten (ASS 500 mg i.v. und 200 mg oral) unterschieden sich nicht nur in ihrer Low-Responder-Rate, sondern in einigen weiteren Charakteristika (vergleiche dazu Abschnitt: 4.2.2.). Zusammenfassend kann man sagen, dass die Gruppe mit intravenöser Therapie kränker und stärker betroffen ist. Wie bereits erläutert sind daher moderierende Effekte der Therapieform nicht auszuschließen. Die vorliegenden Ergebnisse müssen demnach mit einer randomisierten Zuteilung der Patienten zu den Therapiegruppen überprüft werden.

Schließlich ist die Anzahl der schwer betroffenen Schlaganfallpatienten in der vorliegenden Stichprobe unterrepräsentiert, da Einschlussbedingung eine schriftliche Einverständniserklärung war, die von diesen Patienten oft nicht möglich war und Patienten mit schweren Erkrankungen (wie Leberfunktionsstörungen, Herzinsuffizienz sowie malignen Erkrankungen) ausgeschlossen wurden.

5.3. Forschungsziele für die Zukunft

Noch immer gibt es keinen Goldstandard zur Überprüfung der Plättchenhemmung. Zahlreiche Verfahren finden in der Forschung zurzeit Anwendung: darunter die Messung des Thromboxan-B_2-Spiegels in Urin und Serum, der Platelet Function Analyser (PFA)-100, das VerifyNow® Aspirin Assay sowie die optische Aggregometrie und die in der vorliegenden Studie eingesetzte Impedanz-Aggregometrie. Die gefundenen Prävalenzen für ASS-Low-Response schwanken je nach eingesetzter Methode erheblich zwischen 2.8 und 59.5% (Lordkipanidze et al., 2007) und vergleichende Studien finden meist nur unzureichende Korrelationen zwischen den Verfahren (Greer, 2010 sowie Lordkipanidze et al., 2007). Diese Differenzen können sicherlich auch zum Teil die uneinheitlichen und teilweise sogar widersprüchlichen Ergebnisse zu den Prädiktoren einer ASS-Low-Response erklären. Hier besteht folglich auch erhöhter Forschungsbedarf zur Etablierung eines validen Verfahrens zur Plättchenhemmung durch ASS.

Derzeit mangelt es noch an Studien, die die prognostische Wertigkeit einer ALR erforschen, z.B. indem Korrelationen zwischen einem ALR-Status und ischämischen Rezidivereignissen ausgewertet werden. Grotemeyer et al. ermittelten 1993 bei sekundären ASS-Non-Respondern (Patienten mit erhöhter Plättchenreaktivität 12 Stunden nach ASS-Einnahme bei initial gutem Ansprechen) eine signifikant höhere Anzahl ischämischer Ereignisse als bei ASS-Respondern (40 % vs. 4.4%, $P < 0.0001$).

Auch gibt es noch keinen wissenschaftlichen Konsens über Cut-Off-Werte die zwischen ASS-Respondern und Low-Respondern bestmöglich differenzieren. Hier wären Studien wünschenswert, die eine Beziehung zwischen den Werten der Aggregometrie sowie dem klinischen Outcome herstellen sowie Cut-Off-Werte festlegen könnten, bei denen nicht mit dem Auftreten oppositioneller Thromben oder ischämischer Rezidive zu rechnen wäre.

Treten ischämische Ereignisse trotz ASS-Therapie auf, wird dieses Phänomen meist als „ASS-Failure" oder -Resistenz bezeichnet. Zu berücksichtigen ist hier jedoch, dass es vielfältige Aktivierungsmöglichkeiten der Thrombozytenaggregation gibt, die von ASS unbeeinflusst bleiben, beispielsweise eine Aktivierung durch Scherkräfte, Adrenalin, ADP, Kollagen oder Thrombin. Auch hier besteht weiterer Forschungsbedarf.

Darüber hinaus ist die ASS-Low-Response kein Alles-oder-Nichts-Phänomen sondern vielmehr ein kontinuierlicher Parameter (Topçuoglu et al., 2011). In unserer Studie erfolgte nur eine einmalige Messung dieses Parameters, da eine mangelnde Thrombozytenhemmung in den ersten Tagen nach einem Schlaganfall möglicherweise mit einem besonders hohen Rezidivrisiko einhergeht und somit in dieser Zeit das Auffinden von ALR einen besonderen Stellenwert hat. Interessant wären jedoch weitergehende Studien, die die

Thrombozytenfunktion von ALR im Verlauf beobachten und zwischen Patienten unterscheiden könnten, die einen verzögerten ASS-Wirkeffekt zeigen, die nur auf höhere ASS-Dosierungen reagieren oder die gar nicht auf dieses Medikament reagieren. Weitergehend bleibt ungeklärt, wie mit ALR umgegangen werden soll. Mögliche Therapiemodifikationen, die Erhöhung der Dosierung, die Änderung der Applikationsart sowie -häufigkeit oder die Umstellung auf andere thrombozytenhemmende Medikamente, müssen in Zukunft bewertet werden.

6. Zusammenfassung

Problem

In der frühen Sekundärprophylaxe zerebraler Ischämien nehmen Thrombozytenfunktionshemmer eine große Bedeutung ein. Patienten mit einer reduzierten Thrombozytenfunktionshemmung (ASS-Low-Response) haben einigen Metastudien zufolge ein erhöhtes Risiko für atherothrombotische Rezidive (u.a. Krasopoulos et al., 2008; Sofi et al., 2008; Snoep et al., 2007). Bislang fehlen Studien mit großer Stichprobe zu den Prävalenzen der ALR und insbesondere vergleichende ALR-Prävalenz-Studien bei unterschiedlichen ASS-Dosierungen und Applikationsarten. Die Ergebnisse zu Prädiktoren einer ALR sind teilweise widersprüchlich.

Methode

Die Hemmung der Thrombozytenfunktion nach Applikation von ASS wurde mittels Impedanz-Aggregometrie nach Stimulation mit Arachidonsäure in einer großen Stichprobe mit Patienten mit ischämischen Ereignissen des Gehirns überprüft.

Ergebnis

Die Einnahme von 100 mg oder 200 mg ASS oral, 500 mg ASS intravenös sowie 75 mg Clopidogrel oral führte zu unterschiedlich hohen Low-Responder-Raten. Die Einnahme von 75 mg Clopidogrel (ohne Loading-Dose) führte mit 47 % zu der höchsten Low-Responder-Rate.

Darüber hinaus kann die vorliegende Studie eine Abhängigkeit der Effektivität einer antithrombozytären Therapie mit ASS von ihrer Applikationsart aufzeigen. Die Applikation von 500 mg ASS intravenös führte bei gesunden Probanden zu einer effektiven Hemmung innerhalb von 30 Sekunden und auch bei Schlaganfallpatienten war in dieser Therapiegruppe die ALR-Rate mit 17 % am geringsten. Der Wirkungseintritt nach oraler Gabe von ASS war bei gesunden Probanden sowohl intra- als auch interindividuell höchst variabel. Darüber hinaus unterschied sich die Einnahme von ASS 200 mg und 500 mg nicht signifikant voneinander, so dass der entscheidende

Unterschied in der klinischen Studie zwischen ASS 500 mg i.v. und ASS 200 mg oral, wahrscheinlich nicht in der Dosierung sondern in der Applikationsart zu sehen ist. Weitergehend scheinen auch die Prädikatoren einer ASS-Low-Response von der Applikationsart abzuhängen. In der Kohorte der Schlaganfallpatienten, die 500 mg ASS i.v., bekamen, ergaben sich in einer logistischen Regression signifikante Ergebnisse für die Variablen weibliches Geschlecht, NIHS-Scala, VHF, Leukozytenzahlen, HbA1c sowie eine Begleitmedikation mit Kalziumantagonisten und NSAR für das Kriterium ALR. Die logistische Regression der ASS-200-Therapiegruppe erbrachte signifikante Ergebnisse für die Thrombozytenzahlen sowie den Cholesterinwert. Gemittelt über beide Therapiegruppen fanden wir als Risikofaktoren für eine ASS-Low-Response höhere Thrombozytenzahlen. Das Vorliegen eines D.M., ein höherer BMI sowie höhere Cholesterinspiegel stellten sich hingegen als Protektor dar.

Diskussion

Weitere Forschung ist dringend notwendig. Nicht nur sollte ein Goldstandard zur Ermittlung der Thrombozytenhemmung gefunden werden. Zur Bewertung eines ALR-Status sind weitere Studien, die eine Korrelation zwischen einer Low-Response und ischämischen Rezidiven nachweisen, erforderlich. Darüber hinaus sollten weiterführende, randomisierte Studien zu Einflussfaktoren der ASS-Low-Response insbesondere auch unter Berücksichtigung unterschiedlicher ASS-Applikationsformen durchgeführt werden.

7. Literaturverzeichnis

Abaci, A., Caliskan, M., Bayram, F., Yilmaz, Y., Cetin, M., Unal, A. and Cetin, S. (2006). A new definition of aspirin non-responsiveness by platelet function analyzer-100 and its predictors. Platelets **17(1)**, 7-13

Angiolillo, D. J. (2009). Variability in responsiveness to oral antiplatelet therapy. The American Journal of Cardiology **103(3)**, 27-34

Angiolillo, D. J., Fernandez-Ortiz, A., Bernardo, E., Ramirez, C., Sabate, M., Jimenez-Quevedo, P., Hernandez, R., Moreno, R., Escaned, J., Alfonso, F., Banuelos, C., Costa, M. A., Bass, T. A. and Macaya, C. (2005). Platelet function profiles in patients with type 2 diabetes and coronary artery disease on combined aspirin and clopidogrel treatment. Diabetes **54(8)**, 2430-2435

Angiolillo, D. J., and Suryadevara, S. (2009). Aspirin and clopidogrel: efficacy and resistance in diabetes mellitus. Best practice & research. Clinical Endocrinology & Metabolism **23(3)**, 375-388

Antithrombotic Trialists Collaboration (2002). Collaborative meta-analysis of randomised trials of antiplatelet therapy for prevention of death, myocardial infarction, and stroke in high risk patients. British Medical Journal **324(7330)**, 71-86

Antithrombotic Trialists' (ATT) Collaboration, Baigent, C., Blackwell, L., Collins, R., Emberson, J., Godwin, J., Peto, R., Buring, J., Hennekens, C., Kearney, P., Meade, T., Patrono, C., Roncaglioni, M.C. and Zanchetti, A. (2009). Aspirin in the primary and secondary prevention of vascular disease: collaborative meta-analysis of individual participant data from randomised trials. Lancet **373(9678)**, 1849-1860

Bender, R., Ziegler, A. and Lange, S. (2007). Logistische Regression. Deutsche Medizinische Wochenzeitschrift **132**, e33-e35

Berrouschot, J., Schwetlick, B., von Twickel, G., Fischer, C., Uhlemann, H., Siegemund, T., Siegemund, A. and Roessler, A. (2006). Aspirin resistance in secondary stroke prevention. Acta Neurologica Scandinavica **113(1)**, 31-35

Boncler, M., Luzak, B., Rozalski, M., Golanski, J., Rychlik, B., and Watala, C. (2007). Acetylsalicylic acid is compounding to antiplatelet effect of C-reactive protein. Thrombosis Research **119(2)**, 209-216

Bordeaux, B. C., Qayyum, R., Yanek, L. R., Vaidya, D., Becker, L. C., Faraday, N. and Becker, D. M. (2010). Effect of obesity on platelet reactivity and response to low-dose aspirin. Preventive Cardiology **13(2)**, 56-62

Bornstein, N. M., Karepov, V. G., Aronovich, B. D., Gorbulev, A. Y., Treves, T. A., and Korczyn, A. D. (1994). Failure of aspirin treatment after stroke. Stroke **25(2)**, 275-277

Bortz, J. (1999). Statistik für Sozialwissenschaftler. Springer Verlag, Berlin, Heidelberg, New York

Brosius, F. (2011). SPSS 19. Mitp Verlag, Heidelberg

Cardinal, D. C. and Flower, R. J. (1980). Electronic aggregometer - novel device for assessing platelet behavior in blood. Journal of Pharmacological Methods **3(2)**, 135-158

CAST (Chinese Acute Stroke Trial) Collaborative Group (1997). CAST: randomised placebo-controlled trial of early aspirin use in 20,000 patients with acute ischaemic stroke. Lancet **349(9066)**, 1641-1649

Coccheri, S. (2010). Antiplatelet drugs--do we need new options? With a reappraisal of direct thromboxane inhibitors. Drugs **70(7)**, 887-908

Collins, R., Peto, R., Hennekens, C., Doll, R., Bubes, V., Buring, J., Hennekens, C., Kearney, P., Meade, T., Patrono, C., Roncaglioni, M. C. and Zanchetti, A. (2009). Aspirin in the primary and secondary prevention of vascular disease: collaborative meta-analysis of individual participant data from randomised trials. Lancet **373(9678)**, 1849-1860

Cuisset, T., Frere, C., Quilici, J., Morange, P.-E., Camoin, L., Bali, L., Lambert, M., Juhan-Vague, I., Alessi, M. C. and Bonnet, J. L. (2009). Relationship between aspirin and clopidogrel responses in acute coronary syndrome and clinical predictors of non response. Thrombosis Research **123(4)**, 597-603

De Berardis, G., Sacco, M., Strippoli, G. F. M., Pellegrini, F., Graziano, G., Tognoni, G. and Nicolucci, A. (2009). Aspirin for primary prevention of cardiovascular events in people with diabetes: meta-analysis of randomised controlled trials. British Medical Journal **339**, b4531

Deutsche Gesellschaft für Neurologie (DGN), Deutsche Schlaganfallgesellschaft (DSG) (2012). Gemeinsame Leitlinie der Deutschen Gesellschaft für Neurologie und der Deutschen Schlaganfallgesellschaft. Akuttherapie des ischämischen Schlaganfalls. In Diener, H. C., Weimar, C., Berlit, P., Deuschl, G., Elger, C., Gold, R., Hacke, W., Hufschmidt, A., Mattle, H., Meier, U., Oertel, W. H., Reichmann, H., Schmutzhard, E., Wallesch, C.-W. and Weller, M. (Hrsg.). Leitlinien für Diagnostik und Therapie in der Neurologie. Georg Thieme Verlag, Stuttgart New York 307 - 323

Diener, H. C., Weimar, C., Berlit, P., Deuschl, G., Elger, C., Gold, R., Hacke, W., Hufschmidt, A., Mattle, H., Meier, U., Oertel, W. H., Reichmann, H., Schmutzhard, E., Wallesch, C.-W. and Weller, M. (2012). Sekundärprophylaxe des ischämischen Insults. In Leitlinien für Diagnostik und Therapie in der Neurologie. Georg Thieme Verlag, Stuttgart New York 324 – 347

Eder, C., Funke, U., Schulze, M., Lutze, G., Zimmermann, M., Prasse, T. and Töpfer, G. (2007). Modified platelet aggregation test in patients on ASA and/or clopidogrel. Hamostaseologie, **27(3)**, 163-176

Eikelboom, J. W. and Hankey, G. J. (2003). Aspirin resistance: A new independent predictor of vascular events? Journal of the American College of Cardiology **41(6)**, 966-968

Feher, G., Feher, A., Pusch, G., Lupkovics, G., Szapary, L. and Papp, E. (2009). The genetics of antiplatelet drug resistance. Clinical Genetics **75(1)**, 1-18

Feher, G., Koltai, K., Papp, E., Alkonyi, B., Solyom, A., Kenyeres, P., Kesmarky, G., Czopf, L. and Toth, K. (2006). Aspirin resistance: possible roles of cardiovascular risk factors, previous disease history, concomitant medications and haemorrheological variables. Drugs and Aging **23(7)**, 559-567

Fong, J., Cheng-Ching, E., Hussain, M. S., Katzan, I., and Gupta, R. (2011). Predictors of biochemical aspirin and clopidogrel resistance in patients with ischemic stroke. Journal of Stroke and Cerebrovascular Diseases **20(3)**, 227-230

Forch, C., and Neumann-Haefelin, T. (2008). The Projected Burden of Stroke in the German Federal State of Hesse up to the Year 2050 Blunt Projections Reply. Deutsches Ärzteblatt International **105(48)**, 844-844

Geisler, T., Mueller, K., Aichele, S., Bigalke, B., Stellos, K., Htun, P., Ninci, E., Fateh-Moghadam, S., May, A. E. and Gawaz, M. (2010). Impact of inflammatory state and metabolic control on responsiveness to dual antiplatelet therapy in type 2 diabetics after PCI: prognostic relevance of residual platelet aggregability in diabetics undergoing coronary interventions. Clinical Research in Cardiology **99(11)**, 743-752

Gengo, F. M., Rainka, M., Robson, M., Gengo, M. F., Forrest, A., Hourihane, M. and Bates, V. (2008). Prevalence of platelet nonresponsiveness to aspirin in patients treated for secondary stroke prophylaxis and in patients with recurrent ischemic events. Journal of Clinical Pharmacology **48(3)**, 335-343

Goodman, T., Ferro, A., and Sharma, P. (2008). Pharmacogenetics of aspirin resistance: a comprehensive systematic review. British Journal of Clinical Pharmacology **66(2)**, 222-232

Greer, D. M. (2010). Aspirin and antiplatelet agent resistance: implications for prevention of secondary stroke. CNS Drugs **24(12)**, 1027-1040

Gremmel, T., Steiner, S., Seidinger, D., Koppensteiner, R., Panzer, S., and Kopp, C. W. (2010). Calcium-channel blockers decrease clopidogrel-mediated platelet inhibition. Heart **96(3)**, 186 - 189

Grotemeyer, K.-H., Scharafinski, H.-W. and Husstedt, I.-W. (1993). Two-year follow-up of aspirin responder and aspirin non responder. A pilot-study including 180 post-stroke patients. Thrombosis Research **71(5)**, 397 - 403

Halawani, S. H. M., Williams, D. J. P., Webster, J., Greaves, M., and Ford, I. (2011). Aspirin failure in patients presenting with acute cerebrovascular ischaemia. Thrombosis and Haemostasis **106(2)**, 240-247

Harmsze, A. M., van Werkum, J. W., Souverein, P. C., Breet, N. J., Bouman, H. J., Hackeng, C. M., Ruven, H. J., ten Berg, J. M., Klungel, O.H., de Boer, A. and Deneer, V.H. (2011). Combined influence of proton-pump inhibitors, calcium-channel blockers and CYP2C19*2 on on-treatment platelet reactivity and on the occurrence of atherothrombotic events after percutaneous coronary intervention. Journal of Thrombosis and Haemostasis **9(10)**, 1892-1901

Hill, M. D., Yiannakoulias, N., Jeerakathil, T., Tu, J. V., Svenson, L. W., and Schopflocher, D. P. (2004). The high risk of stroke immediately after transient ischemic attack - A population-based study. Neurology **62(11)**, 2015-2020

International Stroke Trial Collaborative, G. (1997). The International Stroke Trial (IST): A randomised trial of aspirin, subcutaneous heparin, both, or neither among 19435 patients with acute ischaemic stroke. Lancet **349(9065)**, 1569-1581

Ivandic, B. T., Giannitsis, E., Schlick, P., Staritz, P., Katus, H. A., and Hohlfeld, T. (2007). Determination of aspirin responsiveness by use of whole blood platelet aggregometry. Clinical Chemistry **53**, 614-619

Johnston, S. C., Gress, D. R., Browner, W. S., and Sidney, S. (2000). Short-term prognosis after emergency department diagnosis of TIA. Jama-Journal of the American Medical Association **284(22)**, 2901-2906

Karepov, V., Tolpina, G., Kuliczkowski, W., and Serebruany, V. (2008). Plasma triglycerides as predictors of platelet responsiveness to aspirin in patients after first ischemic stroke. Cerebrovascular Diseases **26(3)**, 272-276

Karow, T. (2008). Pharmakologie und Toxikologie. In Lang-Roth, R.. Vorlesungsorientierte Darstellung und klinischer Leitfaden. Thomas Karow Verlag, Pulheim

Kolominsky-Rabas, P. L., Heuschmann, P. U., Marschall, D., Emmert, M., Baltzer, N., Neundorfer, B., Schöffski, O. and Krobot, K. J. (2006). Lifetime cost of ischemic stroke in Germany: Results and national projections from a population-based stroke registry - The Erlangen Stroke Project. Stroke **37(5)**, 1179-1183

Krasopoulos, G., Brister, S. J., Beattie, W. S., and Buchanan, M. R. (2008). Aspirin "resistance" and risk of cardiovascular morbidity: systematic review and meta-analysis. British Medical Journal **336(7637)**, 195-198

Kuliczkowski, W., Witkowski, A., Polonski, L., Watala, C., Filipiak, K., Budaj, A., Golanski, J., Sitkiewicz, D., Pregowski, J., Gorski, J., Zembala, M., Opolski, G., Huber, K., Arnesen, H., Kristensen, S.D. and De Caterina, R. (2009). Interindividual variability in the response to oral antiplatelet drugs: a position paper of the Working Group on antiplatelet drugs resistance appointed by the Section of Cardiovascular Interventions of the Polish Cardiac Society, endorsed by the Working Group on Thrombosis of the European Society of Cardiology. European Heart Journal **30(4)**, 426-435

Laine, L. (2006). Review article: gastrointestinal bleeding with low-dose aspirin - what's the risk? Alimentary Pharmacology & Therapeutics **24(6)**, 897-908

Lavallee, P. C., Meseguer, E., Abboud, H., Cabrejo, L., Olivot, J. M., Simon, O., Mazighi, M., Nifle, C., Niclot, P., Lapergue, B., Klein, I. F., Brochet, E., Steg, P. G., Lesèche, G., Labreuche, J., Touboul, P. J. and Amarenco, P. (2007). A transient ischaemic attack clinic with round-the-clock access (SOS-TIA): feasibility and effects. Lancet Neurology **6(11)**, 953-960

Lev, E. I., Patel, R. T., Maresh, K. J., Guthikonda, S., Granada, J., DeLao, T., Bray, P. F. and Kleiman, N. S. (2006). Aspirin and clopidogrel drug response in patients undergoing percutaneous coronary intervention - The role of dual drug resistance. Journal of the American College of Cardiology **47(1)**, 27-33

Lordkipanidze, M., Diodati, J. G., Turgeon, J., Schampaert, E., Palisaitis, D. A., and Pharand, C. (2010). Platelet count, not oxidative stress, may contribute to inadequate platelet inhibition by aspirin. International Journal of Cardiology **143(1)**, 43-50

Lordkipanidze, M., Pharand, C., Schampaert, E., Turgeon, J., Palisaitis, D. A., and Diodati, J. G. (2007). A comparison of six major platelet function tests to determine the prevalence of aspirin resistance in patients with stable coronary artery disease. European Heart Journal **28(14)**, 1702-1708

Lovett, J. K., Coull, A. J., and Rothwell, P. M. (2004). Early risk of recurrence by subtype of ischemic stroke in population-based incidence studies. Neurology **62(4)**, 569-573

Markuszewski, L., Rosiak, M., Golanski, J., Rysz, J., Spychalska, M., and Watala, C. (2006). Reduced blood platelet sensitivity to aspirin in coronary artery disease: Are dyslipidaemia and inflammatory states possible factors predisposing to sub-optimal platelet response to aspirin? Basic & Clinical Pharmacology & Toxicology **98(5)**, 503-509

Meves, S., Overbeck, U., Endres, H., Krogias, C., Neubauer, H. (2012). Dose-Dependent Effect of Early Antiplatelet Therapy in Acute Ischemic Stroke, Thrombosis and Haemostasis, **107 (1)**, 69-79

Meves, S., Neubauer, H., Overbeck, U., Endres, H. (2011). Is there an Ideal Way to Initiate Antiplatelet Therapy with Aspirin? A crossover study on healthy volunteers evaluating different dosing schemes with whole blood aggregometry, BMC Research Notes, **4**,106

Modica, A., Karlsson, F., and Mooe, T. (2007). Platelet aggregation and aspirin non-responsiveness increase when an acute coronary syndrome is complicated by an infection. Journal of Thrombosis and Haemostasis **5(3)**, 507-511

Oberdisse, E., Hackenthal, E. and Kuschinsky, K. (2002). Pharmakologie und Toxikologie. Springer Verlag, Heidelberg

Ozben, B., Tanrikulu, A. M., Ozben, T., and Caymaz, O. (2010). Aspirin resistance in hypertensive patients. Journal of Clinical Hypertension **12(9)**, 714-720

Ozben, S., Ozben, B., Tanrikulu, A. M., Ozer, F., and Ozben, T. (2011). Aspirin resistance in patients with acute ischemic stroke. Journal of Neurology **258(11)**, 1979-1986

Postula, M., Tarchalska-Krynska, B., Filipiak, K. J., Kosior, D., Serafin, A., Huczek, Z. and Opolski, G. (2010). Factors responsible for "aspirin resistance" - can we identify them? Kardiologia Polska **68(4)**, 403-412

Prabhakaran, S., Wells, K. R., Lee, V. H., Flaherty, C. A., and Lopes, D. K. (2008). Prevalence and risk factors for aspirin and clopidogrel resistance in cerebrovascular stenting. American Journal of Neuroradiology **29(2)**, 281-285

Rothwell, P. M., Coull, A. J., Silver, L. E., Fairhead, J. F., Giles, M. F., Lovelock, C. E., Redgrave, J. N., Bull, L. M., Welch, S. J., Cuthbertson, F. C., Binney, L. E., Gutnikov, S. A., Anslow, P., Banning, A. P., Mant, D. and Mehta, Z. (2005). Population-based study of event-rate, incidence, case fatality, and mortality for all acute vascular events in all arterial territories (Oxford Vascular Study). Lancet **366(9499)**, 1773-1783

Rothwell, P. M., Giles, M. F., Chandratheva, A., Marquardt, L., Geraghty, O., Redgrave, J. N. E., Lovelock, C. E., Binney, L. E., Bull, L. M., Cuthbertson, F. C., Welch, S. J., Bosch, S., Alexander, F. C., Silver, L. E., Gutnikov, S. A. and Mehta, Z. (2007). Effect of urgent treatment of transient ischaemic attack and minor stroke on early recurrent stroke (EXPRESS study): a prospective population-based sequential comparison. Lancet **370(9596)**, 1432-1442

Schwammenthal, Y., Tsabari, R., Shenkman, B., Schwartz, R., Matetzky, S., Lubetsky, A., Orion, D., Israeli-Korn, S., Chapman, J., Savion, N., Varon, D. and Tanne, D. (2008). Aspirin responsiveness in acute brain ischaemia: association with stroke severity and clinical outcome. Cerebrovascular Diseases **25(4)**, 355-361

Seok, J. I., Joo, I. S., Yoon, J. H., Choi, Y. J., Lee, P. H., Huh, K., and Bang, O. Y. (2008). Can aspirin resistance be clinically predicted in stroke patients? Clinical Neurology and Neurosurgery **110(2)**, 110-116

Siller-Matula, J. M., Lang, I., Christ, G., and Jilma, B. (2008). Calcium-channel blockers reduce the antiplatelet effect of clopidogrel. Journal of the American College of Cardiology **52(19)**, 1557-1563

Skowasch, D., Viktor, A., Schneider-Schmitt, M., Luderitz, B., Nickenig, G., and Bauriedel, G. (2006). Differential antiplatelet effects of angiotensin converting enzyme inhibitors: comparison of ex vivo platelet aggregation in cardiovascular patients with ramipril, captopril and enalapril. Clinical Research in Cardiology **95(4)**, 212-216

Snoep, J. D., Hovens, M. M. C., Eikenboom, J. C. J., van der Bom, J. G., and Huisman, M. V. (2007). Association of laboratory-defined aspirin resistance with a higher risk of recurrent cardiovascular events: a systematic review and meta-analysis. Archives of Internal Medicine **167(15)**, 1593-1599

Sofi, F., Marcucci, R., Gori, A. M., Abbate, R., and Gensini, G. F. (2008). Residual platelet reactivity on aspirin therapy and recurrent cardiovascular events - A meta-analysis. International Journal of Cardiology **128(2)**, 166-171

Tanrikulu, A. M., Ozben, B., Koc, M., Papila-Topal, N., Ozben, T., and Caymaz, O. (2011). Aspirin resistance in patients with chronic renal failure. Journal of Nephrology **24(5)**, 636-646

International Stroke Trial Collaborative Group (1997). The International Stroke Trial (IST): a randomised trial of aspirin, subcutaneous heparin, both, or neither among 19435 patients with acute ischaemic stroke. Lancet **349(9065)**, 1569-1581

Thomson, R. M. and Anderson, D. C. (2013). Aspirin and clopidogrel for prevention of ischemic stroke. Current Neurology and Neuroscience Reports **13 (2)**, 327-335

Tirnaksiz, E., Pamukcu, B., Oflaz, H., and Nisanci, Y. (2009). Effect of high dose statin therapy on platelet function; statins reduce aspirin resistant platelet aggregation in patients with coronary heart disease. Journal of Thrombosis and Thrombolysis **27(1)**, 24-28

Topcuoglu, M. A., Arsava, E. M., and Ay, H. (2011). Antiplatelet resistance in stroke. Expert Review of Neurotherapeutics **11(2)**, 251-263

Valles, J., Santos, M. T., Aznar, J., Velert, M., Barbera, G., and Carmena, R. (1997). Modulatory effect of erythrocytes on the platelet reactivity to collagen in IDDM patients. Diabetes **46(6)**, 1047-1053

Watson, T., Shantsila, E., and Lip, G. Y. H. (2009). Mechanisms of thrombogenesis in atrial fibrillation: Virchow's triad revisited. Lancet **373(9658)**, 155-166

Weber, A.-A., Adamzik, M., Bachmann, H. S., Gorlinger, K., Grandoch, M., Leineweber, K., Müller-Beissenhirtz, H., Wenzel, F. and Naber, C. (2008). Methods to evaluate the pharmacology of oral antiplatelet drugs. Herz **33(4)**, 287-296

Weimar, C., Roth, M. P., Zillessen, G., Glahn, J., Wimmer, M. L. J., Busse, O., Haberl, R. L. and Diener, H. C. (2002). Complications following acute ischemic stroke. European Neurology **48(3)**, 133-140

Wolf, P. A., and Cupples, L. A. (1992). Epidemiology of stroke. Oxford Textbook of Geriatric Medicine 304-313

Würtz, M., Grove, E. L., Kristensen, S. D., and Hvas, A. M. (2010). The antiplatelet effect of aspirin is reduced by proton pump inhibitors in patients with coronary artery disease. Heart **96(5)**, 368-371

Yi, X., Zhou, Q., Lin, J. and Chi, L. (2012). (Zugriff vom 20.01.2013). Aspirin resistance in chinese stroke patients increased the rate of recurrent stroke and other vascular events. International Journal of Stroke. http://www.ncbi.nlm.nih.gov/pubmed/23231453

Zuern, C. S., Lindemann, S., and Gawaz, M. (2009). Platelet function and response to aspirin: gender-specific features and implications for female thrombotic risk and management. Seminars in Thrombosis and Hemostasis **35(3)**, 295-306

Zytkiewicz, M., Gielwanowska, L., Wojtasinska, E., Psuja, P., and Zawilska, K. (2008). Resistance to acetylsalicylic acid in patients after ischemic stroke. Polskie Archiwum Medycyny Wewnetrznej **118(12)**, 727-733

Deutsche Gesellschaft für Neurologie (Zugriff vom 09.02.2011). http://www.dgn.org/component/content/article/18-leitlinien/418-leitlinien-der-dgn-primaer-und-sekundaerpraevention-der-zerebralen-ischaemie.html?q=schlaganfall

Statistisches Bundesamt (Zugriff vom 10.04.2012). https://www.destatis.de/DE/ZahlenFakten/GesellschaftStaat/Gesundheit/Todesursachen/Tabellen/SterbefaelleWeiblich.html

8. Anhang

Tabelle A 1: Verwendete Geräte/ Materialien, Reagenzien sowie Programme

Geräte/Materialien	Aggregometer Chronolog 590 Chrono-log Corporation, Havertown, USA
	Butterfly 21 G grün mit Adapter KABE Labortechnik GmbH, Nümbrecht-Elsenroth, Deutschland
	Eppendorf Safe-Lock Reaktionsgefäß 1,5 ml Eppendorf AG, Hamburg, Deutschland
	Isotonische Natriumchlorid-Lösung DeltaSelect GmbH, Pfullingen, Deutschland
	Kabevette G, 4 ml Natriumcitrat-Monovette, KABE Labortechnik GmbH, Nümbrecht-Elsenroth, Deutschland
	Pipetten Eppendorf Research Eppendorf AG, Hamburg, Deutschland
	Pipettenspitzen Eppendorf AG, Hamburg, Deutschland
	Polystyrolküvetten 1 ml Probe & Go Labordiagnostica GmbH, Osburg, Deutschland
	Rührstäbchen, silikonisiert, für den Einmalgebrauch Probe & Go Labordiagnostica GmbH, Osburg, Deutschland
	Vortex Mixer
Reagenzien	ADP CHRONO-PAR ADP Reagent Chrono-log Corporation, Havertown, USA
	Arachidonsäure
	Kollagen
Programme	EndNote X1 for Windows
	Microsoft Excel 2007
	Microsoft Word 2007
	Software Aggrolink Chrono-log Corporation, Havertown, USA
	SPSS 19.0

Tabelle A 2: Messzeitpunkte der drei Untersuchungsreihen im Vergleich

ASS Dosierung	Zeit in Minuten													
	B	0,5	1	2,5	5	7,5	10	15	30	45	60	120	180	240	360
500 mg i.v.	X	x	x	x	x	x	x	x	x	x	x	x	x	x	-
500 mg oral	X	-	x	x	x	x	x	x	x	x	x	x	x	x	x
200 mg oral	X		-	-	x	x	x	x	x	x	x	x	x	x	x

B = basale Messung, vor ASS-Einnahme

Tabelle A 3: Erhobene Daten der Patientenkohorte

Soziodemographische Daten	Geschlecht Geburtsdatum und Alter Größe, Gewicht und BMI Blutdruck (systolisch und diastolisch bei Aufnahme)
Zeitlicher Verlauf	Aufnahmedatum Entlassungsdatum Verweildauer Zeitspanne zwischen Symptombeginn und Krankenhausaufnahme
Antithrombozytäre Therapie	Akuttherapie (mit Datum und Uhrzeit) Antithrombozytäre Vormedikation Umstellung der Medikation (mit Datum) Medikation bei Entlassung
Begleitmedikation	ß-Blocker ACE-Hemmer, AT1-Blocker Calcium-Antagonisten Nitrate NSAR Diuretikum Statin PPI Cortisol Antibiotikum Fraxiparin
Klassifikation des ischämischen Ereignisses	Stroke vs. TIA Ursache Region Lyse (intravenös vs. intraarteriell) NIHSS-Scala Rankin-Scala
Risikofaktoren	Hypertonus Nikotin DM Hypercholesterinämie Adipositas KHK EF (Ejektionsfraktion in der Herz-Sonographie) PAVK (Periphere Arterielle Verschlusskrankheit) VHF (Vorhofflimmern) Karotisstenose
Komorbiditäten	Alkoholabusus PFO (Persistierendes Foramen ovale) SM (Träger eines Herzschrittmachers)

	Septumaneurysma Prä- und poststroke Depression St. n. Stroke/ TIA Hyperurikämie
Laborparameter	Leukozyten HB Thrombozyten Kreatinin Gesamtcholesterin LDL (Low Density Lipoprotein) HDL (High Density Lipoprotein) LDL/HDL HbA1c Glucose CRP
Diagnostik	ECD (Extrakranielle Dopplersonographie) TCD (Transkranielle Dopplersonographie CCT (& CCT-Kontrolle) (Kraniale Computertomographie) Angio-CT (Angiographie und Computertomographie) MRT (Magnetresonanztomographie) MRT-Angio Röntgen-Thorax EKG (Elektrokardiogramm) LZ-EKG (Langzeit Elektrokardiogramm) TTE (Transthorakale Echokardiographie) TEE (Transösophageale Echokardiographie)
Komplikationen	Rezidiv (Re-Stroke, Re-TIA) Pneumonie HWI (Harnwegsinfekt) Lungenembolie Thrombose Dekubitus Myokardinfarkt Hirnödem Einblutung (symptomatisch vs. asymptomatisch) Krampfanfall Hypertensive Entgleisung

Tabelle A 4: Vergleich der ASS-200-mg-oral-Kohorte mit der ASS-500-mg-i.v.-Kohorte, kontinuierliche Variablen

	MW ASS 200 mg oral	MW ASS 500 mg i.v.	p-Wert
Alter	**67,37**	**75,57**	**0.000**
BMI	**27,0032**	**25,8482**	**0.033**
NIHSS	**1,85**	**5,55**	**0.000**
Leukozyten	**7203,79**	**8134,51**	**0.005**
Hb	**13,755**	**12,643**	**0.000**
Thrombozyten	222893,62	217622,54	0.517
Kreatinin	,8995	,9653	0.071
ges. Cholest	200,36	193,10	0.157
HBA1c	6,1850	6,2880	0.400
CRP	**10,8992**	**23,5311**	**0.009**

Tabelle A 5: Vergleich der ASS-200-mg-oral-Kohorte mit der ASS-500-mg-i.v.-Kohorte, kategoriale Variablen

	Anzahl ASS 200 mg oral	Anzahl ASS 500 mg i.v.	p-Wert
Weibliches Geschlecht	47,7 %	62,3 %	0.010
ASS in der Vormedikation	30,6 %	31,1 %	1.000
aHT	78,7 %	91,8 %	0.002
D.M.	22,6 %	24,0 %	0.791
Nikotinabusus	23,8 %	17,2 %	0.175
Fettstoffwechsel-Störung	48,9 %	42,6 %	0.266
VHF	8,1 %	20,5 %	0.001
Vorangegangene/r TIA/ Stroke	14,9 %	27,9 %	0.005
ß-Blocker	34,5 %	32,8 %	0.814
ACE-Hemmer/ AT1-Antagonisten	47,2 %	47,5 %	1.000
Kalziumantagonist	16,6 %	27,0 %	0.026
Nitrat	5,1 %	5,7 %	0.807
NSAR	4,7 %	8,2 %	0.235
PPI	97,4 %	95,9 %	0.521
Statin	18,4 %	29,5 %	0.022
Diuretikum	37,0 %	48,4 %	0.042

Danksagung

Besonders möchte ich mich bei Herrn Prof. Dr. Ralf Gold bedanken, der diese Arbeit nicht nur ermöglicht sondern auch unterstützt und gefördert hat.

Mein besonderer Dank gilt meiner Betreuerin Frau Dr. Saskia Meves für Ihren persönlichen Einsatz, die postwendende Hilfe bei allen Fragen und die vielen Diskussionen und Ratschläge, die in diese Arbeit eingeflossen sind.

Dem Team der Thrombozytenforschung im Labor sowie auf der Stroke Unit: Frau Marina Libe und Frau Gabi Wischniewski danke ich für Ihre großartige Unterstützung.

Priv.-Doz. Dr. Horst Neubauer danke ich insbesondere für viele interessante Literaturhinweise.

Dr. Jan-Christopher Krüger und Dr. Andreas Engelhardt danke ich für die Einarbeitung in die Methodik und Hilfe in den ersten Forschungswochen.

Schließlich möchte ich mich bei allen Freiwilligen bedanken, die unzählige Blutentnahmen während des meist stressigen Klinikalltags erduldet haben.

Die meiste Motivationsarbeit hat mein Freund Jochen geleistet. Ihm danke ich von ganzem Herzen nicht nur für die unzähligen Tipps und Tricks im Umgang mit Excel und SPSS, die statistischen Nachhilfestunden und kritischen Anmerkungen, sondern auch dafür, dass er mich die letzten Jahre immer wieder auf die sonnige Seite des Zielpfads getragen hat.

Margot, Otto und Irmchen danke ich für aufbauende Worte und kleine und große Lichtblicke im Alltag.

Außerdem möchte ich meinen beiden Schwestern Claudia und Kristina danken, die beide nicht nur meine besten Freundinnen sondern gleichzeitig auch große Vorbilder für mich sind.

Meinen Eltern, Rosi und Achim, möchte ich diese Arbeit widmen. Sie unterstützen mich seit fast 30 Jahren nicht nur, indem sie mir sowohl zahlreiche Türen und Horizonte eröffnet haben und mir gleichzeitig ein sicheres Fundament gebaut haben, sondern auch dadurch, dass mir beide vorleben, was wirklich wichtig ist im Leben.

Ursula Overbeck

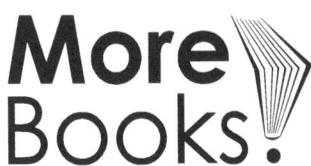

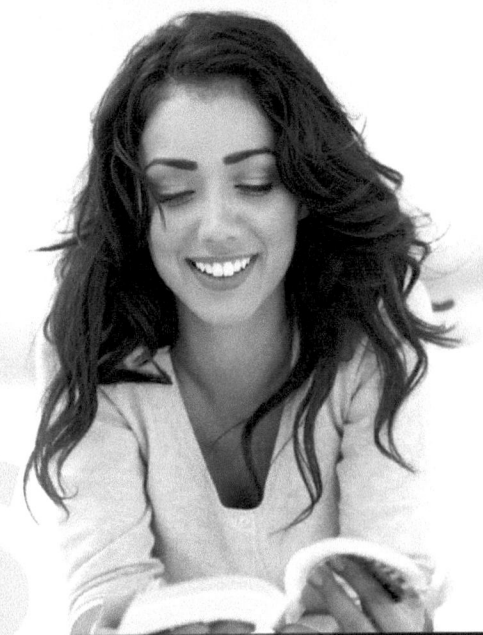

I want morebooks!

Buy your books fast and straightforward online - at one of the world's fastest growing online book stores! Environmentally sound due to Print-on-Demand technologies.

Buy your books online at
www.get-morebooks.com

Kaufen Sie Ihre Bücher schnell und unkompliziert online – auf einer der am schnellsten wachsenden Buchhandelsplattformen weltweit! Dank Print-On-Demand umwelt- und ressourcenschonend produziert.

Bücher schneller online kaufen
www.morebooks.de

OmniScriptum Marketing DEU GmbH
Heinrich-Böcking-Str. 6-8
D - 66121 Saarbrücken

Telefax: +49 681 93 81 567-9

info@omniscriptum.de
www.omniscriptum.de

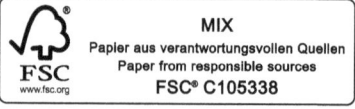

Printed by Books on Demand GmbH, Norderstedt / Germany